PUBLICATIONS DU *PROGRÈS MÉDICAL*

DE LA

CACHEXIE PACHYDERMIQUE

(MYXŒDÈME DES AUTEURS ANGLAIS)

PAR

Le Dr Georges RIDEL-SAILLARD

AF728456

PARIS

Aux Bureaux du PROGRÈS MÉDICAL
6, rue des Écoles

A. DELAHAYE et E. LECROSNIER
LIBRAIRES-ÉDITEURS
Place de l'École-de-Médecine

1881

Td[125]

DE LA

CACHEXIE PACHYDERMIQUE

(MYXŒDÈME DES AUTEURS ANGLAIS)

125
d 65

PUBLICATIONS DU *PROGRÈS MÉDICAL*

DE LA

CACHEXIE PACHYDERMIQUE

(MYXŒDÈME DES AUTEURS ANGLAIS)

PAR

Le Dr Georges RIDEL-SAILLARD

BIBLIOTHÈQUE NATIONALE R.F. IMPRIMÉS

DÉPÔT LÉGAL Seine n° 8833 1881

PARIS

Aux Bureaux du PROGRÈS MÉDICAL
6, rue des Écoles

A. DELAHAYE et E. LECROSNIER
LIBRAIRES-ÉDITEURS
Place de l'École-de-Médecine

1881

AVANT-PROPOS

De récents travaux faits sous la direction de M. le professeur Charcot, ont appelé l'attention sur une maladie, signalée depuis quelques années en Angleterre, que l'éminent médecin de la Salpêtrière avait eu l'occasion d'observer déjà, mais qui, jusqu'à ces derniers temps, était à peu près inconnue chez nous. Il s'agit de l'affection que les auteurs anglais désignent sous le nom de *Myxœdème, d'état crétinoïde* et qu'en France on a, depuis les dernières observations, plus de tendance à appeler, avec M. Charcot, *Cachexie pachydermique.*

Ayant eu la bonne fortune de rencontrer un cas de cette maladie, nous avons pensé qu'il y avait là une occasion favorable pour prendre l'étude de cette affection comme sujet de notre thèse inaugurale. Nous nous proposons ainsi de joindre un cas nouveau à ceux encore peu nombreux qui ont été publiés en France et en même temps de tracer, autant que faire se peut en l'état des choses, une description d'ensemble de la maladie nouvelle. En effet, les éléments sur lesquels on peut édifier l'histoire de la Cachexie pachydermique, sont encore épars dans les différents recueils périodiques et il nous a semblé que ce serait faire œuvre utile que de les réunir, d'en faire la synthèse et de donner, en quelque sorte, un corps à un sujet encore tout à l'étude.

Après quelques mots d'un historique qui ne saurait être long, puisque la première description de cette maladie remonte à peine à dix ans, nous en étudierons assez au long la symptomatologie. Ce chapitre est celui qui, dans l'état actuel de la science, présente le plus vif intérêt, car les caractères objectifs de la maladie sont encore ce qu'on en sait de plus certain.

Nous nous attacherons ensuite dans un chapitre de diagnostic différentiel à établir d'une part que la maladie est bien distincte de toutes celles dont elle se rapproche et avec lesquelles on serait exposé à la confondre, d'autre part, quels sont les symptômes et les caractères spéciaux qui permettent d'établir ce diagnostic différentiel.

Nous consacrerons à l'Anatomie pathologique un court paragraphe. En effet, nos connaissances sur ce point se bornent à peu de choses et toute l'histoire anatomique de l'affection est, on le verra, basée sur trois autopsies seulement pratiquées en Angleterre.

L'étude des causes, de la pathogénie et de la nature de l'affection est encore fort obscure. Nous exposerons dans un dernier chapitre l'état de nos connaissances à cet égard.

Avant de commencer, nous remercions tout particulièrement notre ami distingué M. le Dr G. Ballet qui nous a toujours prodigué ses excellents conseils et nous a communiqué la première partie de l'observation de notre malade recueillie pendant le séjour de celle-ci à l'hôpital Lariboisière.

Nous adressons aussi nos plus vifs remerciments à M. le Dr Bourneville pour les notes et les renseignements qu'il nous a fournis avec une extrême obligeance.

Qu'il nous soit enfin permis de témoigner toute notre gratitude à M. le professeur Charcot, dans le service duquel nous avons pu étudier attentivement la malade dont l'observation nous est personnelle et qui a été récemment admise à la Salpêtrière.

DE LA

CACHEXIE PACHYDERMIQUE

—

(MYXŒDÈME DES AUTEURS ANGLAIS)

HISTORIQUE

C'est en Angleterre que l'affection qui nous occupe a été décrite pour la première fois.

Sir William Gull (1) est le premier qui ait attiré l'attention sur cette maladie. Le 24 octobre 1873, dans une communication à la Société clinique de Londres, il en présentait cinq cas dont deux surtout rapportés avec détails ; il proposait pour désigner l'affection le nom d'*état crétinoïde* et ajoutait : « *Etat crétinoïde survenant chez les femmes à l'âge adulte.* »

En 1877, M. Ord (2) publiait six observations nouvel-

---

(1) W. Gull. — *Transactions of the Clinical Society of London* Vol. VII p. 180.

(2) Ord. — *Medico-chirurgical Transactions*, 23 octobre 1877 T. 61. p. 57.

Transactions of the Clinical Society of London, 10 octobre 1879, T. 13, p. 15.

British medical journal, 9 avril 1878 T. I. p. 626.

les dont une suivie d'autopsie. A la fin de 1879 il y ajoutait un autre cas encore accompagné de nécropsie. Se basant sur la nature des lésions histologiques constatées du côté de la peau dans le premier de ces cas, il désignait dès lors la maladie sous le nom de *Myxœdème* (Μύξα, Οἴδημα œdème muqueux). Dans les cas de M. Ord comme dans ceux de M. W. Gull, les malades étaient des femmes.

Les travaux des précédents auteurs ont été analysés dans deux revues intéressantes, l'une due à M. Olive (1) parue dans les archives de médecine, l'autre publiée dans le *Progrès médical* par M. Hadden (2) de Londres sous l'inspiration de M. Charcot.

En France la maladie a été décrite seulement dans ces derniers temps. M. le professeur Charcot (communication orale) en avait depuis longtemps observé plusieurs cas à Paris. Il se rappelle même en avoir rencontré, il y a quelques années, deux autres qui frappèrent son attention : l'un à Murano près de Venise, l'autre en Espagne. Il était sur le point de publier un travail sur la maladie qu'il avait dans sa pensée désignée par avance sous le nom de *Cachexie pachydermique* lorsque parut celui de M. Ord. Tous les cas qui ont été depuis ce temps décrits en France l'ont été sous son inspiration.

La première observation parue chez nous est celle d'un malade de la clientèle de M. Charcot, dont les détails ont été recueillis à la Salpêtrière et publiés par M. M. G. Ballet (3) alors interne de M. Charcot. Le malade,

---

(1) Olive. — *Archives générales de médecine*, juin 1879, p. 677.
(2) Hadden.— *Progrès médical*, 1880, n°s 30 et 31.
(3) G. Ballet.— *Progrès médical*, 1880, n° 30.

(et il s'agit cette fois d'un homme), a d'ailleurs été présenté à l'une des conférences de la Salpêtrière en Décembre 1880 (1). MM. Bourneville et d'Olier (2), peu de temps après la publication de l'observation de M. G. Ballet, ont rendu compte d'un fait nouveau observé par eux chez un jeune crétin du service de M. Bourneville à Bicêtre.

Enfin M. Thaon (3) de Nice dans la Revue mensuelle de médecine et de chirurgie traçait en Août 1880 une description assez étendue de la Cachexie pachydermique d'après quelques-uns des faits connus et une observation personnelle.

Depuis les travaux de Gull et de Ord en Angleterre, de nouveaux faits y ont été publiés. La question de la Cachexie pachydermique ou plutôt du Myxœdème, comme on dit de l'autre côté de la Manche, y est laborieusement étudiée. Déjà en 1879, M. Duckworth (4) joignait un fait nouveau à ceux de Ord et de Gull. Récemment ce sont les symptômes nerveux de l'affection sur lesquels nous aurons à insister longuement dans le cours de notre description qui paraissent avoir le plus particulièrement attiré l'attention : c'est ainsi que M. Hammond (5) de New-York faisait paraître un travail intéressant sur le sujet en 1880. M. Goodhart (6) et M. Savage (7) ont dans ces derniers temps discuté les

(1) *Gazette des hôpitaux*, n° 10 1881.
(2) Bourneville et d'Olier. — *Progrès médical*, 1880 n° 35.
(3) Thaon. — *Revue mensuelle de médecine et de chirurgie*, août 1880, p. 614.
(4) Duckworth. — *Transact. of the Clin. Soc. of London*, 1880 p. 12.
(5) Hammoud. — *Saint-Louis Clin. Record*, 1880, juillet, n° 4, p. 9.
(6) Goodhart. — *Medical Times and Gazette*, 1er Mai 1880.
(7) Savage. — *Journal of Mental Science*, janv. 1880.

hypothèses qui peuvent être émises à propos de ces symptômes nerveux. Citons enfin les travaux de M. Thomas Inglis (1) et de M. Lloyd (2).

Tout récemment enfin, au moment même où nous allons publier ce travail, paraît une très bonne revue de M. Merklen (3).

---

(1) Thomas Inglis. — *The Lancet*, 1880, 25 septembre.
(2) Lloyd. — *The Lancet*, 1881, p. 138.
(3) Merklen. — *Gazette hebdomadaire*, 13 mai 1881.

SYMPTOMATOLOGIE

Les symptômes qui caractérisent la cachexie pachydermique sont de différents ordres. Il s'agit là, d'une part, d'un état particulier de la peau plus ou moins généralisé à toute la surface du corps, d'œdème dur qui a frappé surtout l'attention des premiers auteurs, d'autre part, d'un ensemble de symptômes du côté du système nerveux qui se traduit par une déchéance intellectuelle progressive à laquelle viennent, de loin en loin, parfois, s'adjoindre des phénomènes d'excitation ou des idées mélancoliques. C'est un dépérissement progressif des forces, une incapacité intellectuelle et physique, sorte d'état cachectique qui, dans le tableau clinique, n'a certes pas moins d'importance que l'état particulier de la peau.

A tout prendre, la cachexie pachydermique peut se manifester par deux ordres de symptômes. Les uns constants, ceux que nous avons signalés dans l'esquisse rapide qui précède, les autres accessoires, constituant en quelque sorte les complications de l'affection.

Début. — La maladie débute en général lentement ; dans deux cas cependant (Obs. I et IV), le début paraît avoir été assez brusque. Le plus souvent, les symptômes cutanés apparaissent les premiers ; toutefois, d'après les détails de certaines observations (Obs. VII, XII et XIII), il semble qu'ils peuvent être précédés par les troubles nerveux. Fréquemment, les deux ordres de symptômes cutanés et nerveux s'établissent en même temps.

Quelquefois (Obs. XIV), les malades se plaignent au début de douleurs dans les membres et de maux de tête. Les malades racontent qu'ils ont vu survenir plus ou moins rapidement un gonflement débutant le plus souvent par la face et envahissant ensuite successivement tout le corps. Lorsqu'ils se présentent à l'observation, ils ont un aspect véritablement typique.

1° SYMPTOMES CONSTANTS. — a. *Etat de la peau et des muqueuses.* La surface cutanée est envahie par un œdème qui présente des caractères spéciaux. C'est un œdème dur, difficilement dépressible et qui conserve mal l'empreinte des doigts. La peau est souvent d'une teinte demi-transparente ; elle est tendue, dure, épaisse ; on ne peut la pincer qu'avec difficulté. Souvent, elle est le siège d'une desquamation lamellaire plus ou moins prononcée qui la rend rude et râpeuse au toucher et lui donne l'apparence des téguments atteints d'une légère ichthyose. Les poils ont de la tendance à tomber. La diminution ou même l'abolition des sécrétions sébacée et sudoripare donne à la peau une sécheresse remarquable. Dans un cas, exceptionnellement (Obs. XIII), on a observé des sueurs profuses.

L'œdème est toujours plus ou moins généralisé. Il peut s'étendre aux muqueuses auxquelles il imprime un cachet particulier. Celles-ci sont alors boursouflées ; la circulation s'y fait mal ; de là un aspect violacé, une teinte cyanique qui, dans quelques cas, est véritablement caractéristique.

Suivant qu'on envisage l'œdème dont nous venons de décrire les caractères généraux sur telle ou telle partie du corps, on constate des aspects spéciaux.

La face, comme recouverte d'un masque immobile, a perdu son expression. Elle est le plus souvent large, arrondie comme une pleine lune (Gull) ; dans la plupart des cas, les pommettes sont colorées d'un rouge vif qui contraste avec la pâleur des tissus environnants. L'aspect de ces derniers rappelle celui de la cire ou de la porcelaine auquel on l'a comparé. Les paupières sont toujours plus ou moins œdématiées ; elles sont quelquefois comme transparentes ; la peau en est souvent plissée ; elles retombent comme des bourrelets sur les yeux qu'elles ferment en partie. Le matin, elles sont souvent accolées l'une à l'autre. Sur le front et derrière les oreilles, généralement, la peau est épaisse, rugueuse et creusée de sillons profonds. Souvent, le nez est aplati à sa racine ; il en résulte un écartement des yeux qui contribue à augmenter la stupidité de la physionomie. Les narines sont généralement épaisses ; la bouche peu mobile ; les lèvres sont, dans la plupart des cas, cyanosées, épaisses et renversées en dehors ; souvent, elles ne peuvent retenir la salive. Dans quelques cas, la bouche peut être tuméfiée comme à la suite d'un violent traumatisme (Obs. XI). Très fréquemment, la langue volumineuse semble trop grosse pour la bouche ; ses mouvements sont difficiles. La parole est nasillarde, empâtée ; les malades parlent comme s'ils avaient de la bouillie dans la bouche. Ils parlent lentement, les mots sont traînés, l'articulation est monotone. M. Ord (Obs. VII et IX) a signalé une manière toute particulière de parler ; l'articulation était précédée d'un mouvement de déglutition. La luette est souvent grosse et pendante, les gencives tuméfiées, violacées. Les muqueuses de l'arrière-gorge peuvent aussi s'œdématier ; dans l'observation IV, la malade a parfaitement conscience de cet épaississement des muqueuses lorsqu'elle dit en montrant sa gorge : « Tout ça s'épaissit là-dedans. » Souvent, les dents s'ébranlent et tombent.

Fréquemment, l'œdème atteint le cuir chevelu, alors

les cheveux tombent en plus ou moins grande abondance, quelquefois par plaques disséminées.

Le cou est large et court, la peau y est épaisse et plissée. Souvent il y a une atrophie peut-être apparente du corps thyroïde qui se sent difficilement à travers l'épaisseur des téguments du cou. Dans deux observations (II et X) on a trouvé des tumeurs graisseuses dans les régions sus-claviculaires.

Les mamelles sont généralement énormes. Le ventre est presque toujours volumineux. Les poils du pubis ont de la tendance à tomber. On note dans l'observation VII du gonflement de la vulve et du col utérin.

Les membres sont dans la plupart des cas énormes, déformés, cylindriques ; les attaches sont moins fines ; la délicatesse des contours est perdue et le malade a souvent l'aspect d'un sujet taillé dans un bloc à coups de hache. La peau est alors œdématiée ; c'est surtout aux extrémités que, dans la majorité des cas, le gonflement est accentué. Les mains et les pieds sont massifs, élargis, recouverts d'une peau très dure, épaisse et écailleuse ; ils sont froids et violacés ; la circulation y est insuffisante ; ils ressemblent, suivant la comparaison de M. Charcot, aux extrémités des pachydermes. M. Gull compare les mains larges et épaisses à des bêches (spade like). C'est à la paume des mains et à la plante des pieds que l'épaississement et la dureté de la peau sont surtout marqués. Très souvent, les doigts sont en massue, les ongles cassants.

On voit par ce qui précède que l'œdème porte à la fois sur la peau et sur les muqueuses appréciables à la vue ; nous devons nous demander dès lors si les muqueuses internes elles-mêmes ne sont pas atteintes. C'est un point que nous aurons à revoir ultérieurement.

b. Troubles nerveux. L'intelligence est profondément

troublée chez tous les malades atteints de cachexie pachydermique et y il a là deux ordres de symptômes à étudier successivement : d'une part, un *affaiblissement* progressif de l'intelligence, arrivant quelquefois jusqu'à la démence complète ; d'autre part, des symptômes d'excitation ou de dépression moins constants que les premiers sur lesquels ils se greffent, mais néanmoins fréquents.

Si l'on envisage dans leur ensemble, au point de vue de la déchéance intellectuelle, tous les malades qui ont présenté les caractères de la cachexie pachydermique, il faut dès lors établir deux grandes catégories sur la signification et les rapports respectifs desquelles nous aurons à revenir dans un autre chapitre (1). Les symptômes de la cachexie pachydermique se présentent-ils dès l'enfance, comme dans l'observation II, alors l'intelligence ne se développe pas, la démence n'est plus un état acquis, la modification d'un intellect antérieurement sain, elle constitue l'état normal, habituel de l'individu qui n'est jamais arrivé à un développement intellectuel complet. On se trouve alors en présence de véritables crétins (d'où le nom d'état crétinoïde). Il s'agit d'enfants présentant tous les caractères de l'idiotie et c'est particulièrement dans les asiles, perdus au milieu des autres enfants idiots, qu'on les rencontre. Ces petits êtres, plus ou moins complètement dénués de toute intelligence, ne sont que très imparfaitement ouverts aux relations extérieures. Il est difficile de se faire comprendre en leur adressant la parole ; ils ne possèdent des choses du dehors que des notions vagues et confuses. La faculté du langage s'est très incomplètement développée chez eux; tout leur vocabulaire se borne à quelques mots simples, plus ou moins

(1) Charcot. — *Gazette des hôpitaux*, n° 10. 1881.

incohérents, d'autres fois même se limite à des monosyllabes difficilement compréhensibles ou à de vagues grognements. Les sentiments affectifs ne sont guère plus développés que les facultés intellectuelles. Plus ou moins indifférents à ce qui les entoure, ils se jettent avec avidité sur les aliments qu'on leur présente ; c'est la vie bestiale, c'est le crétinisme, c'est l'idiotie.

Bien différent, à certains égards tout au moins, est l'état cérébral des mixœdémateux adultes. Ceux-ci ont, à une période de leur existence, joui de toutes leurs facultés intellectuelles qui même ont pu être relativement brillantes ; puis est survenue la maladie, et alors, progressivement, morceau par morceau pour ainsi dire, l'intelligence s'est amoindrie. D'abord les facultés de compréhension sont devenues moins alertes, la mémoire moins vive ; les souvenirs, surtout des choses récentes, des noms propres en particulier , ont disparu. On est là en face de gens intellectuellement déchus ; un pas de plus, et ce sera la véritable démence.

Qu'on compare maintenant les malades de cette dernière catégorie à ceux de la première, et on va être frappé de l'analogie qui existe entre les uns et les autres au point de vue des fonctions psychiques tout au moins. Si l'on regarde au fond des choses, il n'y a, en fait, entre les uns et les autres qu'une différence, c'est que les premiers n'ont jamais été intelligents, que les seconds sont d'anciens intelligents déchus. Il ne faut pas oublier cette analogie frappante : nous aurons à y revenir par la suite. La déchéance se traduit en général chez ces malades par une torpeur excessive, tant au moral qu'au physique. Ils sont paresseux, apathiques, indifférents. La parole est lente ; les réponses se font attendre. On a du mal à se faire comprendre d'eux, et quand ils ont compris, ils mettent un temps plus ou moins long à répondre. Toute opération intellectuelle entraîne visiblement une fatigue pour eux. Ils sont incapables de fixer longtemps leur attention et de poursuivre une pensée. Quand ils commencent à parler, généralement ils continuent, sans s'arrêter aux objections qu'on leur fait. Ils ont souvent conscience des défectuosités de leur état cérébral. Ces malades sont en général plongés dans une somnolence continuelle ; quelquefois cependant, ils sont presque complètement privés de sommeil, ainsi que nous le verrons plus loin.

Au physique, c'est le même affaiblissement, la même paresse, la même torpeur. Les malades restent des heures entières pour ainsi dire immobiles à l'endroit où ils se trouvent placés ; ils appréhendent de se mouvoir. Les mouvements ne se font qu'au prix d'efforts pénibles. S'ils se mettent en marche, ils s'arrêtent fatigués au bout de quelques pas. Leur démarche est lourde, chancelante ; ils s'avancent péniblement, traînant une moitié du corps après l'autre ; quelquefois leurs pas sont incertains et ils sont sujets à des chutes fréquentes (Obs. IX).

Il peut y avoir, comme dans le cas de M. Hammond (Obs. XI), une sorte d'incoordination des mouvements. M. le docteur Clark (1) a vu plusieurs malades chez lesquels il y avait de véritables symptômes d'ataxie au début : « Beaucoup, dit-il, sont incapables de marcher dans les ténèbres et de se tenir debout les pieds réunis. »

Du côté de la sensibilité et des sens spéciaux, c'est encore la même déchéance. La sensibilité est émoussée dans la majorité des cas ; mais presque jamais il n'y a d'anesthésie complète. Les malades se plaignent quelquefois de fourmillements dans les mains ; il leur semble que celles-ci sont « mortes » (Obs. VII). Ces sensations

(1) Clark. — *The Lancet*, 1881 p. 138.

d'engourdissement peuvent se rencontrer ailleurs, notamment aux pieds ; il semble aux malades que la plante de leurs pieds est matelassée (Obs. XI). Nous aurons l'occasion plus loin, à propos de la température, de parler de la sensibilité thermique.

Très souvent, on observe un affaiblissement de la vue ; les malades arrivent à ne plus pouvoir lire et à ne plus percevoir les objets qu'à travers un brouillard. Ces troubles visuels ont été rencontrés dans certains cas avec des lésions du fond de l'œil ; ainsi, dans l'observation XI, on a trouvé de la neuro-rétinite. Dans d'autres cas, il n'y avait pas de lésions. L'ouïe peut perdre aussi plus ou moins de sa finesse. On rapporte dans l'observation IV que la malade n'entend presque plus par moments.

Mais, avons-nous dit, des symptômes d'excitation ou de dépression viennent se hanter parfois sur le fond du tableau constitué par l'état de démence plus ou moins complet. C'est ainsi qu'il y a eu dans le cours de la cachexie pachydermique chez la malade (Obs. IV) de véritables accès de manie. Elle avait une tendance irrésistible à couper et à brûler tout ce qui lui tombait sous la main ; « Si je n'avais pas quitté mon habitation, disait-« elle, je crois que j'aurais coupé et jeté au feu tout ce « qui était chez moi. » M. Savage (1) cite des cas dans lesquels les malades étaient en proie à des hallucinations ; une malade présentait tous les signes de la manie ; elle était agitée, incohérente, privée de sommeil, errant la nuit à l'aventure. Il y a fréquemment des hallucinations des divers sens spéciaux. M. Hammond a observé (Obs. XI) une malade qui présentait des troubles de cet ordre du côté de la vue, du goût, de l'ouïe et du toucher. « La malade accusait les Français de mettre du

(1) Savage. — *Journal of Mental Science*, janv. 1880, p. 517.

« vitriol dans son lit et dans ses aliments ; elle entendait des voix et voyait des amis morts depuis longtemps. » Dans l'observation XIII de M. Inglis, nous voyons la maladie débuter par de la mélancolie remplacée quelque temps après par un accès de manie. La malade se croyait reine ; elle présentait des hallucinations du goût et de l'odorat, prétendant que sa nourriture avait une odeur de tabac et un goût de poison.

2° Symptômes accessoires et complications. — Il n'est pas constant qu'on n'observe aucun trouble du côté des viscères ; il arrive assez souvent que l'on voit survenir certaines complications viscérales soit dans le cours, soit dans le déclin de la cachexie pachydermique. Du côté de l'appareil pulmonaire par exemple, qui est ordinairement sain, il peut y avoir de la bronchite comme dans l'observation IX et dans l'observation qui nous est personnelle où la malade fut affectée pendant quelques mois d'une bronchite fétide, tenace et rebelle. Le cœur ne présente généralement aucune lésion révélée par l'auscultation sauf à la période terminale où l'on peut entendre des bruits morbides symptomatiques d'une lésion cardiaque. On a noté dans l'observation VII à la fin de la maladie un dédoublement du premier bruit à la pointe et du second à la base. Habituellement les bruits sont sourds et profonds ; les battements sont faibles, lents et réguliers ; assez souvent il existe à un degré plus ou moins prononcé de la dilatation cardiaque. Les artères sont généralement saines ; dans un cas cependant (obs. VII), l'artère radiale était manifestement athéromateuse. On entend parfois un bruit de souffle anémique dans les vaisseaux du cou. Le sang ne paraît pas contenir de globules blancs en excès.

L'appétit diminue dans la majorité des cas ; l'anore-

BIBLIOTHÈQUE NATIONALE R.F. IMPRIMÉS

xie est quelquefois presque complète (obs. IV). Les digestions sont souvent laborieuses. Parfois il y a de la constipation et de l'embarras intestinal (obs. I). D'autres fois on observe des vomissements et de la diarrhée (obs. IV) dans le cours de la maladie. On n'a pas noté du côté du foie et de la rate de changement de volume.

L'urine est en général pâle, abondante, d'une faible densité ; dans un cas cependant (obs. IV), il y avait de l'oligurie. Dans presque tous les cas on trouve notée l'absence de sucre et d'albumine. Les observations IX et XIV sont les seules dans lesquelles on ait signalé la présence de l'albumine mais en traces seulement. Si l'on peut dire que dans la cachexie pachydermique l'urine n'est presque jamais albumineuse, il faut faire une réserve pour la période ultime où l'albuminurie paraît être une complication assez fréquente. L'urée semble être sécrétée ordinairement en quantité à peu près normale ; on a noté (obs. XI) un excès d'urates. Une fois (obs. VII) on observa quelques hématuries.

Chez les femmes la maladie apparaît en général à l'époque de la ménopause. Dans un cas (obs. IV) on trouve signalées des métrorrhagies très abondantes.

3° Température. — Les malades éprouvent presque toujours une sensation de refroidissement ; ils ont toujours froid même en été. Ils sont comme engourdis ; l'impression du froid leur est très pénible. Aussi les voit-on se blottir au coin du feu et rester ainsi immobiles pendant de longues heures. Leur peau est froide, l'abaissement de la température périphérique est parfaitement appréciable au toucher.

Dans beaucoup de cas, le thermomètre décèle une hypothermie plus ou moins marquée et qui peut descendre à 2 ou 3 degrés au-dessous de la normale. Dans l'observation II, on voit la température axillaire varier entre

35°,6 et 36°,2 ; on note dans l'observation IX un abaissement considérable ; la température axillaire ne s'y élève jamais au-dessus de 34°,4 ; elle ne dépasse jamais 35° dans l'observation XI. Il est donc bien établi, au moins pour un grand nombre de cas, que la cachexie pachydermique s'accompagne d'un abaissement notable de la température.

Avant de terminer ce qui est relatif à la symptomatologie, nous devons nous poser une question. L'œdème qui est évident sur les téguments et sur les muqueuses accessibles à la vue, n'atteint-il pas aussi les muqueuses internes ? Cette hypothèse nous paraît très probable et nous permet de rattacher à cet œdème, généralisé à toutes les muqueuses, un certain nombre de manifestations rencontrées dans la cachexie pachydermique. L'anatomie pathologique, nous le verrons, semble d'ailleurs l'avoir confirmé au moins dans un cas (Obs. VII). Ainsi n'est-ce pas à un phénomène de ce genre qu'il faut attribuer la bronchite fétide dont était affectée notre malade (Obs. IV) ? Les dyspepsies, si fréquentes dans la cachexie pachydermique, sont très vraisemblablement dues à l'œdème de la muqueuse stomacale. Dans les observations IV et VII, on a noté de la difficulté à la défécation ; c'est encore là un symptôme local du côté du rectum qui peut être rapporté à la cause générale ; œdème. Relevons encore comme appartenant au même groupe de faits, le gonflement du col utérin signalé dans l'observation VIII.

Nous devons appeler l'attention sur une certaine tendance aux hémorrhagies, peu marquée il est vrai, mais qui, cependant, s'accuse dans trois cas. Nous réunissons ici ces faits qui ont été signalés dans le cours de ce chapitre à l'occasion des différents appareils. On trouve en effet, dans l'observation IV, des métrorrhagies abondantes ; dans l'observation VII, sont notées quelques hématuries. Enfin, la malade qui fait l'objet de l'observation VIII avait, à la suite de chacune de ses couches, des hémorrhagies exagérées.

Tels sont les symptômes constitutifs de la cachexie pachydermique, à en juger par le nombre d'observations encore restreint qui ont été recueillies jusqu'à ce jour. Nous voyons qu'en somme, ce qui domine la scène au milieu des nombreuses manifestations cliniques que nous avons rapportées, c'est une profonde déchéance physique et intellectuelle. Ces malades inspirent la compassion ; ils ont l'air « malheureux. »

Difformes, semblables à des ébauches à peine dégrossies, le dos voûté, la tête fléchie sur la poitrine, le visage impassible comme un masque, le regard éteint, indifférents à tout ce qui les entoure, apathiques, ils voient progressivement déchoir les fonctions de la vie de relation, et arrivent ainsi jusqu'à un degré plus ou moins avancé de la dégénération.

MARCHE — DURÉE — PRONOSTIC TERMINAISON

Il est difficile dans l'état des choses de formuler à propos de la marche de la cachexie pachydermique une loi générale s'appliquant à tous les faits. Certains des cas qui ont été publiés n'ont pas été suivis jusqu'à la fin et les malades y ont été perdus de vue. Mais il n'en est pas moins permis d'affirmer que dans la majorité des observations, la maladie s'est présentée avec les caractères d'une affection essentiellement chronique, progressive (et nous prenons ici le mot progressif dans le sens que lui attachait Monneret, c'est-à-dire d'une maladie dont l'issue nécessaire est la mort.) Toutefois la marche en avant n'est pas constamment uniforme. Dans quelques faits on a noté des rémissions temporaires.

Les malades qui ont succombé sont morts, nous l'avons vu, avec des symptômes nouveaux survenus à la dernière période de la maladie, symptômes du côté des reins et du côté du cœur. Dans les cas publiés en Angleterre et qui ont pu être suivis jusqu'au bout, on voyait la mort survenir dans l'état de dépérissement le plus avancé avec abaissement considérable de la température. L'albumine apparaissait toujours dans l'urine plus ou moins longtemps avant la fin. On observait aussi du côté du cœur le plus souvent de l'hypertrophie et dans un cas des lésions d'orifices et de valvules.

Dans les faits auxquels nous faisons allusion la durée de la maladie avait été de 11 et 12 années (obs. VII et IX.)

DIAGNOSTIC

La cachexie pachydermique présente, nous venons de le voir, des symptômes absolument caractéristiques qui ne permettent de la confondre avec aucune autre maladie. C'est bien là une entité morbide avec ses caractères propres que l'on ne rencontre nulle part ailleurs. Nous en avons une preuve irrécusable dans l'observation qui nous est personnelle. Avant que l'on ne connût en France la cachexie pachydermique, la malade à laquelle nous faisons allusion fut, en clinique, une source d'embarras, d'hésitations et tint le diagnostic en échec. On ne savait à quelle affection rattacher les symptômes observés : œdème généralisé, dur : œdème spécial, torpeur intellectuelle et physique avec intégrité des appareils cardiaque et rénal. On ne put porter de diagnostic. Quelques maladies, offrent cependant certaines analogies plus ou moins lointaines avec la cachexie pachydermique ; elles empruntent plus ou moins à l'affection qui nous occupe quelques-uns de ses traits, mais jamais elles ne présentent l'ensemble des symptômes qui constituent cette maladie. C'est donc surtout pour nous conformer à l'usage que nous ferons ce court chapitre de diagnostic différentiel.

C'est en premier lieu avec les maladies du cœur et avec celles des reins que l'erreur pourrait être un instant commise. « L'habitus de la malade, dit M. Hammond (obs. XI), est celui d'une personne atteinte d'anasarque cardiaque ou rénal. » Nous allons donc tout d'abord faire le diagnostic avec ces maladies. Nous n'aurons ensuite qu'à dire un mot de quelques affections telles que l'éléphantiasis, l'ichthyose et la sclérodermie qui ne ressemblent que de très loin à la cachexie pachydermique.

1° Ce qu'il y a de commun à la cachexie pachydermique et aux maladies du cœur, c'est l'œdème. Mais quelles différences profondes entre l'œdème de l'une et celui des autres ! Différences dans la distribution, dans l'aspect, dans la marche. Chez les malades atteints de cachexie pachydermique l'œdème porte sur toute la surface cutanée et sur les muqueuses ; les cardiaques n'ont le plus souvent que les jambes envahies par l'œdème. Dans la cachexie pachydermique, l'œdème est dur, non dépressible ; l'œdème des cardiaques se laisse déprimer par les plus légères pressions et conserve l'empreinte des doigts. Quant à sa marche, l'œdème se comporte d'une façon toute différente dans les deux maladies : dans la cachexie pachydermique il est pour ainsi dire fixe, il ne subit pas de variations sensibles et rapides dans sa marche soit en avant, soit en arrière. Comparons maintenant à cette fixité la variabilité excessive de l'œdème chez les cardiaques qui peuvent voir l'infiltration séreuse se résorber en quelques jours sous l'influence d'un traitement approprié.

A côté de ce point commun qui lui-même ne présente en somme que des ressemblances très éloignées, chacune des deux maladies a ses caractères spéciaux. Dans les maladies du cœur, nous avons à l'exclusion de la cachexie pachydermique des troubles cardiaques, des lésions révélées à l'auscultation par des bruits anormaux, des irrégularités, des faux-pas du cœur ; le pouls correspondant à cet état cardiaque ; des troubles circulatoires du côté des divers appareils : c'est de la dyspnée, des vertiges, de l'albuminurie, de l'hydropisie des séreuses. Rien de tout cela ne se rencontre en général dans le cours de la cachexie pachydermique. Et inversement avons-nous chez les cardiaques cette torpeur intellectuelle, cette lenteur des mouvements, cette apathie, cet état d'affaiblissement cérébral, cet abaissement de la température, symptômes si frappants chez les malades atteints de l'affection que nous étudions !

2° Avec les maladies des reins, l'erreur n'est pas plus difficile à éviter. Nous éliminons d'abord la néphrite interstitielle qui s'accompagne rarement d'œdème et avec laquelle il ne peut par conséquent y avoir aucune confusion. Le diagnostic n'est donc à faire qu'avec la néphrite parenchymateuse. Ici, il est vrai, comme souvent dans la cachexie pachydermique, l'œdème débute par les paupières ; mais l'œdème rénal diffère autant que le cardiaque de celui de la maladie qui nous occupe : il n'est pas généralisé, il est mou, dépressible sous le doigt ; dans sa marche, il est transitoire, excessivement mobile. En outre, les Brightiques n'ont aucun des symptômes propres à la cachexie pachydermique du côté du système nerveux ; mais, en revanche, ils en présentent que l'on ne rencontre pas dans cette dernière affection : ce sont l'albuminurie et les divers accidents urémiques.

3° Un mot seulement sur l'éléphantiasis qui ne prête vraiment pas à la confusion. L'éléphantiasis est toujours localisé à un membre ou à une partie du corps qui acquiert un volume énorme ; ce n'est plus un simple épaississement de la peau. Enfin, on n'observe pas dans cette maladie les troubles généraux de la cachexie pachydermique.

4° Dans l'ichtyose, la peau est sèche, rude et recouverte d'écailles nacrées ; mais il n'y a pas d'œdème. Le visage n'est pas déformé. Cette affection n'apporte aucun trouble dans la santé générale. Le seul point commun entre les deux maladies, c'est la desquamation lamellaire beaucoup plus abondante et argentée dans l'ichthyose.

5° Nous ne pensons pas qu'il soit utile d'entrer dans de grands détails sur le diagnostic avec la sclérodermie, maladie essentiellement différente dans laquelle les lésions cutanées consistent en des plaques indurées et rétractées et non en un épaississement généralisé. Dans la sclérodermie, le visage est immobile, sans plis par suite de la rétraction de la peau qui est dure, mais non épaissie ; les ailes du nez sont aplaties, la bouche est effilée. Cela ne ressemble en rien à la face bouffie, arrondie des malades atteints de cachexie pachydermique. La sclérodermie imprime aux extrémités un cachet tout particulier ; les doigts sont immobilisés dans la flexion forcée, souvent il y a perte de la troisième phalange. Ces extrémités sont absolument différentes de celles que l'on observe dans la maladie que nous étudions. Les symptômes généraux, ainsi que les troubles intellectuels, manquent complètement dans la sclérodermie.

On a dès lors le droit de s'étonner que quelques médecins (1) refusent, en présence des faits tout nouvellement publiés, d'admettre l'autonomie de la cachexie pachydermique et cherchent systématiquement à la confondre avec la sclérodermie. Sans doute, il est dangereux de se laisser aller à la fâcheuse tendance de créer sans raison des entités pathologiques. Cette tendance s'est maintes fois affirmée et on pourrait notamment la relever dans certaines publications relatives à des états nerveux qui ne sont après tout que des degrés légers de l'hystérie et qu'on a considérés comme des affections autonomes. Non seulement il est possible de distinguer la cachexie pachydermique de la sclérodermie, mais encore

(1) *Paris médical*, 23 décembre 1880, n° 82.

il n'y a aucune ressemblance réelle entre les deux affections. Ce que nous avons dit précédemment le démontre, et pour peu qu'on veuille bien se donner la peine de regarder les choses de près avant de s'attacher à les contester, on se convaincra certainement que la cachexie pachydermique est bien une affection à part.

ANATOMIE PATHOLOGIQUE

Nous n'avons pu relever que trois autopsies faites toutes les trois en Angleterre. Ce nombre est trop restreint pour nous permettre d'édifier solidement l'histoire des lésions de la cachexie pachydermique. Aussi, nous bornerons-nous pour le moment à relater ces trois nécropsies et à en rapprocher ensuite les points communs, nous gardant bien de tirer des conclusions de faits aussi peu nombreux. Dans l'état actuel des choses, il serait prématuré de vouloir généraliser, et nous devons attendre que des faits nouveaux viennent éclairer la question de l'anatomie pathologique, assez nombreux pour qu'on puisse en induire des lois générales.

Autopsie pratiquée par le Dr GREENFIELD (1) *de la malade H. J.*, (obs. VII.)

Œdème de la face et des extrémités inférieures, non dépressible sous le doigt ; tissu adipeux infiltré de sérosité.

Quelques onces de liquide dans chaque plèvre.

Péricarde distendu, contient à peu près une pinte de liquide clair.

Poumon gauche comprimé par le péricarde.

Le cœur pèse 16 onces 1/2. Le péricarde viscéral présente une opacité générale surtout au niveau des gros vaisseaux ; trois plaques laiteuses.

Ventricule gauche développé et globuleux ; cavité légère-

(1) Thaon. — *Revue mensuelle de médecine et de chirurgie*, août 1880.

ment dilatée ; la valvule mitrale présente quelques traces d'athérome mais est suffisante ; valvules aortiques saines.

Crosse de l'aorte un peu athéromateuse. Les gros vaisseaux, surtout la carotide gauche, sont très-athéromateux.

Œdème des cordes vocales.

Poumons emphysémateux.

Foie normal ; quelques adhérences de sa capsule.

La surface des reins est lisse et finement granuleuse, parsemée de petites dépressions. Capsule épaissie, cependant décortication facile.

La substance rénale est dure, granuleuse à la coupe. La couche corticale est altérée, elle contient quelques petits kystes. Les petites artères rénales sont épaissies ; les grosses sont athéromateuses.

Congestion chronique du col de la vessie ; tissu sous-muqueux œdématié.

Les artères de la base et de la surface du cerveau sont athéromateuses.

Examen histologique. — Les éléments fibrillaires du tissu conjonctif sont gonflés, les noyaux sont plus grands que normalement. Ces modifications se voient bien dans le chorion autour des glandes, des follicules pileux et dans la tunique des vaisseaux. La tunique adventice a quadruplé d'épaisseur avec des fibrilles très nettes et dissociées par une substance interstitielle abondante. La tunique moyenne est épaisse ; sur certaines coupes, on voit que cet épaississement a abouti à l'oblitération du vaisseau.

Dans les reins, de la même manière, il y a oblitération des glomérules par suite de l'épaississement de leur capsule.

Les cellules hépatiques sont séparées par du tissu cellulaire démesurément gonflé qui les étouffe.

Dans la glande thyroïde, les cellules sont comprimées de même par du tissu de nouvelle formation.

On rencontre encore cette prolifération du tissu interstitiel avec étouffement de l'élément anatomique dans le tissu musculaire et en particulier dans le cœur.

Les glandes sudoripares sont atrophiées.

Les extrémités nerveuses dans la peau sont entourées d'une substance tansparente qui paraît les isoler dans une certaine mesure des excitants extérieurs.

Examen chimique. — Par l'emploi de trois méthodes différentes, M. le Dr Cranstoun Charles (1) est arrivé à démontrer l'existence en quantité notable de mucine dans la peau des pieds de Mme J. Il a pu isoler une substance présentant les mêmes réactions que la mucine de Sherer, Eichwald et Stœdeler. M. Cranstoun a opéré ensuite de même sur une quantité égale de peau détachée des pieds d'un sujet non œdémateux et il a obtenu une quantité de mucine équivalant au cinquième de celle qu'il avait recueillie en traitant la peau des pieds de la malade.

Autopsie de la malade Suzanne M. — *Cas de* M. Ord. Obs. IX (2).

A l'examen post mortem, on trouva les poumons congestionnés et œdémateux ; il y avait une assez grande quantité de liquide dans toutes les cavités séreuses. Le cœur était hypertrophié et dilaté et pesait 12 onces 1/2.

Le corps thyroïde était atrophié et induré.

Les reins étaient d'une grosseur et d'une fermeté extraordinaires donnant au toucher une sensation semblable à celle du caoutchouc. La surface était polie, non adhérente à la capsule.

L'examen microscopique des diverses parties montra, comme dans la première autopsie que M. Ord eut l'occasion de faire, une augmentation de volume des éléments fibrillaires du tissu conjonctif et une abondance extrême du ciment intercellulaire. Les fibrilles étaient anormalement dissociées ; les noyaux étaient augmentés de volume. De là le gonflement et la transparence des tissus. Dans les artères, on remarquait un épaississement considérable des tuniques, surtout de l'adventice, une augmentation notable des noyaux et une diminution de calibre allant quelquefois jusqu'à l'oblitération.

Dans le foie, l'augmentation du tissu connectif isolait les cellules hépatiques et les rangées de cellules qui étaient évidemment étouffées par la pression. Dans les reins, on voyait très-

(1) Thaon. — *Revue mensuelle de médecine et de chirurgie,* août 1880.

(2) *Transactions of the Clinical Society of London,* Vol. XIII. 1880, p. 5.

manifestement l'empiètement du tissu conjonctif dans les capsules des corps de Malpighi et autour des artères. On trouvait la même prolifération du tissu conjonctif dans la peau, dans les muscles lisses et striés et dans la moelle épinière. Partout le tissu conjonctif paraissait avoir subi une dégénérescence, une régression qui le faisait ressembler d'une manière frappante à la gelée de Wharton.

L'observation suivante avec autopsie, appartient au docteur Lloyd, nous la traduisons de la *Lancette* (1881, p. 138).

Une blanchisseuse âgée de 65 ans entra à l'hôpital en 1879 offrant les signes du myxœdème avec une maladie de cœur et de l'ascite dont elle mourut peu de temps après.

L'examen post mortem montra une enflure considérable des extrémités inférieures. La peau de l'abdomen tendue et brillante était le siège de taches de purpura. Les vaisseaux superficiels de la face étaient injectés. La cavité péritonéale contenait environ 12 pintès de liquide ; chaque plèvre en renfermait à peu près une pinte. Les reins étaient granuleux ; le cœur hypertrophié ; les valvules mitrales et aortiques épaissies. Le cerveau et la moelle épinière furent examinés, mais n'offrirent rien de particulier.

Autant qu'il est permis de conclure de ces faits trop peu nombreux, la lésion qui semblerait la principale se trouverait dans le tissu conjonctif et consisterait dans l'augmentation et l'altération du ciment intercellulaire. Cette matière amorphe existerait en telle quantité qu'elle dissocierait les fibres et les cellules conjonctives et troublerait leur nutrition. Celles-ci sont en effet trouvées hypertrophiées. Le tissu conjonctif subit, dans sa composition chimique, une modification très remarquable ; la mucine y augmente, d'après l'analyse de M. Cranstoun, dans une proportion équivalant à cinq fois la quantité normale. L'altération du tissu connectif, qui semble la lésion fondamentale, ne se localiserait pas à la peau, mais atteindrait ce tissu partout où il se trouve, ainsi qu'en témoignent l'état des vaisseaux, celui du foie et des reins. De cette prolifération résultent l'étouffement des éléments anatomiques, des petits appareils comme les glomérules de Malpighi et la diminution de calibre ou l'oblitération des vaisseaux.

Une lésion qu'on rencontre dans les trois nécropsies, c'est celle des reins. Ils ont été trouvés plus ou moins malades et paraissent atteints de néphrite interstitielle. On a noté aussi constamment des hydropisies des séreuses, le plus souvent dans les plèvres, une fois de l'ascite et une fois de l'hydropéricarde.

Le cœur est dilaté et les artères athéromateuses dans deux cas.

Il faut signaler encore l'atrophie du corps thyroïde, celle des glandes sudoripares.

Puis viennent les lésions qui paraissent moins fréquentes et qu'on n'a rencontrées qu'une fois. Ce sont : une rate petite et dure ; un foie envahi par le tissu morbide qui dissocie et étouffe les cellules hépatiques ; du côté du poumon, de l'emphysème.

Faisons remarquer seulement en passant, pour y revenir plus tard, que dans les deux autopsies de M. Ord, alors que tous les viscères ont été examinés très attentivement, il est à peine question du cerveau et de la moelle. Il n'est fait mention, dans le premier cas, que de l'athérome des vaisseaux de la base et de la surface de l'encéphale ; quant à l'examen histologique de la substance nerveuse, il n'a pas été fait. M. Lloyd n'a rien trouvé dans le cerveau ni dans la moelle.

Tels sont les faits qui résultent des trois seules nécropsies de cachexie pachydermique qui aient été pratiquées. On conçoit qu'en présence d'un aussi petit nombre de cas, on soit tenu à une certaine réserve sur la nature des lésions anatomiques constitutives de l'affection. L'opinion émise par les auteurs anglais, et basée sur les lésions observées par eux, semble d'ailleurs assez rationnelle. Les altérations qu'ils ont signalées sont intéressantes et importantes à retenir. Il ne faudra point les perdre de vue dans les autopsies qu'on aura ultérieurement l'occasion de faire ; ce sont des jalons jetés par avance dans l'histoire de l'anatomie pathologique de la cachexie pachydermique qui, d'ailleurs, est encore à faire ou tout au moins à achever.

ÉTIOLOGIE

L'étiologie de la cachexie pachydermique est encore fort obscure; nous allons passer en revue les diverses conditions étiologiques générales et chercher autant que cela est possible quelles sont celles qui semblent favoriser le développement de la maladie.

1° *Climat.* — La cachexie pachydermique se rencontre sous les climats les plus différents : en Angleterre, en France ; M. Charcot en a vu en Italie et en Espagne.

2° *Hérédité.* — Dans deux cas les malades appartenaient à des familles de névropathes. Chez la malade n° IV, la mère paraît avoir été atteinte de démence sénile ou tout au moins d'un affaiblissement intellectuel très marqué ; elle a eu deux enfants morts en bas âge dans les convulsions. Nous trouvons dans l'observation XIII une malade dont la mère est morte d'apoplexie et dont la sœur a été traitée pour de la manie puerpérale. Les maladies constitutionnelles telles que la syphilis, l'alcoolisme, le goître ne sont signalées chez les ascendants dans aucune des observations que nous rapportons. Il faut remarquer que, dans les deux cas où l'hérédité semble avoir joué un rôle, on avait affaire à des affections du système nerveux.

3° *Sexe.* — M. Gull intitule sa première communication : « *Etat crétinoïde survenant chez les femmes à l'âge adulte.* » Il rapporte six cas, tous observés chez des femmes. M. Ord, en 1877, publie six autres cas, tous aussi chez des femmes. Mais, depuis cette époque, la cachexie pachydermique a été constatée fréquemment chez les hommes. En France : MM. Charcot et G. Ballet (Obs. I), MM. Bourneville et d'Olier (Obs. II) ; en Angleterre : MM. Fern et M. Savage en ont vu plusieurs cas. M. Clark dit à la Société clinique de Londres : « Qu'il a recueilli depuis dix ans un certain nombre de cas de myxœdème ; son expérience concorde avec les descriptions du docteur Ord, sauf sur un point : c'est qu'il a vu cette affection de beaucoup plus fréquente chez les hommes que chez les femmes. » Nous rapportons un cas de M. Thomas Inglis (1) observé chez l'homme (Obs. XII). Cette maladie est donc loin de frapper exclusivement la femme ainsi que le voulaient les conclusions hâtives de S. W. Gull et de Ord. Tout ce que l'on peut dire actuellement, c'est qu'elle paraît être plus fréquente chez la femme.

4° *Age.* — Ici encore les conclusions de S. W. Gull n'ont pas reçu une entière confirmation des faits ultérieurs. Il suffit de jeter les yeux sur nos observations pour voir que la cachexie pachydermique n'est pas l'apanage exclusif de l'âge adulte. Nous y trouvons en effet un jeune garçon et des malades de tout âge depuis 34 jusqu'à 65 ans. Le maximum de fréquence semble être à 40 ans.

5° *Maladies antérieures.* — La syphilis, l'alcoolisme, le rhumatisme ne sont notés nulle part dans les antécédents. La malade n° IV a été scrofuleuse dans son jeune âge. La grossesse dans l'observation IX semble avoir exercé une certaine influence : après chaque accouchement la figure de la malade enflait pendant quelques jours et c'est à la suite du dernier que la maladie s'est confirmée.

6° *Causes morales.* — Ces causes acquièrent une grande importance par leur fréquence. Dans presque toutes les observations c'est un profond chagrin (pertes d'argent, chagrins domestiques) qui est le signal du début de la maladie.

(1) Thomas Inglis. — *The Lancet*, 1881. p. 138.

NATURE DE LA MALADIE

C'est ici le lieu d'exposer les différentes opinions qui ont été émises sur la nature de la maladie.

Sir W. Gull était naturellement conduit à rattacher ces troubles pathologiques aux perturbations apportées dans la fonction cataméniale par la ménopause. Les cas observés chez l'homme sont venus depuis nous démontrer que si cette cause existe, ce qui est probable, elle doit être reléguée au second plan pour son importance et ne doit être considérée que comme une cause prédisposante. Mais la cause efficiente, la cause essentielle n'est évidemment pas là.

M. Ord place tous les symptômes de la maladie qu'il appelle myxœdème, et spécialement les troubles intellectuels, sous la dépendance de la matière mucoïde qui envahit le tissu conjonctif. Il explique la lenteur des mouvements et des pensées avec intégrité de la force musculaire et de l'intelligence de la manière suivante : les extrémités périphériques des nerfs sont entourées, matelassées par le tissu morbide. Il en résulte que les excitations extérieures sont moins nettement senties et perçues, d'où lenteur, hésitation dans les mouvements. Mais peu à peu le cerveau se trouvant privé de toute une source de notions, ayant perdu la quantité d'excitations nécessaires à son fonctionnement physiologique, devient paresseux et lent à penser. Pour M. Ord, le point de départ de la torpeur intellectuelle et physique est dans les extrémités périphériques des nerfs dont la fonction est abolie ou entravée par la présence d'une matière qui les entoure et les isole plus ou moins des excitations extérieures. Cette hypothèse est très discutable. D'abord s'il s'agit d'une perte de la sensibilité générale amenant de la paresse intellectuelle on ne comprend pas pourquoi celle-ci n'est pas rencontrée dans les maladies où il y a de l'anesthésie telles que l'hystérie par exemple. La vue et l'ouïe sont des sens spéciaux dont la perte, si l'on se place au même point de vue, devrait entraîner des désordres intellectuels du même ordre (Goodhart). Enfin nous avons signalé dans l'anatomie pathologique que le cerveau n'avait pas été examiné histologiquement. Cette lacune est regrettable dans un ordre de faits où l'on est en droit de rapporter en première ligne les troubles observés à l'organe qui a échappé à l'examen.

M. Savage (1) se demande si la torpeur mentale doit être attribuée, comme le croit le Dr Ord, à l'enveloppement des extrémités périphériques des nerfs qui abolit la stimulation physiologique, ou si les symptômes cérébraux sont dus à une maladie primitive du cerveau ou à l'enveloppement des cellules nerveuses des centres. Il admet que la suppression ou l'affaiblissement des sensations périphériques peuvent être des causes d'hallucinations comme dans la paralysie générale où il y a de l'anesthésie, mais il pense que dans le myxœdème, la torpeur et les hallucinations proviennent plutôt d'une altération primitive du cerveau ou, en tous cas, d'un changement dans sa nutrition. « Nous savons, dit-il, « que les corps toxiques produisent des effets particu- « liers d'hallucinations, et je crois que non seulement « l'alcool et les autres substances toxiques, mais encore « l'urée et la bile donnent lieu à ces aberrations. »

---

(1) Savage. — *Journal of Mental Science*, 1880, p. 517.

Pour M. Goodhart (1) le myxœdème est une dégénérescence sénile du tissu conjonctif dans toutes les parties du corps. Il appuie son opinion sur ce que : 1° la maladie paraîtrait dans l'âge adulte ; 2° que dans presque tous les cas rapportés l'apparence du malade a suggéré l'idée d'une maladie de Bright ; 3° que le Dr Ord a trouvé le myxœdème très largement répandu dans tous les tissus. De plus on a des raisons de croire que le cerveau et la moelle n'en sont pas exempts. La lenteur de la perception s'expliquerait sans avoir recours à l'hypothèse peu probable de M. Ord. M. Goodhart ne connait pas de cas qui produise des effets analogues. « Voici « des gens, dit-il, dont le sens du toucher est émoussé « par l'enclavement des corpuscules du tact et des nerfs « périphériques dans un tissu œdémateux et dont l'in- « telligence est affaiblie par défaut d'un stimulus con- « venable ; mais prenez un aveugle ou un sourd, ils « conservent la finesse de leur intelligence et cepen- « dant il y a perte d'un sens. La femme myxœdéma- « teuse est partiellement embarrassée et si partielle- « ment à mon avis, que je ne comprends pas comment « il peut en résulter un tel affaiblissement mental dans « un cerveau tout à fait développé. Je comprends que « dans l'enfance une anesthésie complète dont je ne con- « nais cependant pas de cas entraîne quelques irrégu- « larités dans le développement intellectuel, telles que « la surdi-mutité, par exemple. Mais il n'est nullement « démontré que l'abolition partielle ou totale de quel- « que sens spécial, après le développement complet du « cerveau, puisse apporter un tort considérable aux « facultés intellectuelles ; les souvenirs suffisent pour « permettre à l'imagination de participer aux faits pré-

(1) Goodhart. — *Medical Times and Gazette*, 1880, p. 474.

« sents et offrent un exercice suffisant au maintien du « bon état intellectuel. Bien plus, je dirai que pour « beaucoup de gens, la perte d'un sens en retranchant « certaines sources du stimulant cérébral accorde plus « de temps pour la réflexion et pour les opérations « mentales. » Et il conclut en disant : « Le myxœ- « dème est une maladie généralisée de toutes les par- « ties du corps et non d'un seul organe ; c'est pour cela « que j'ai combattu la nature fonctionnelle des symp- « tômes cérébraux en faveur d'une maladie organique « du cerveau. »

M. Hammond fait à l'occasion de l'observation IX les réflexions suivantes : « Deux manières de voir ont été « émises en ce qui concerne la relation des symptômes « avec les lésions anatomiques du myxœdème.

« Le Dr Ord regarde les symptômes comme dus à ce « fait que les terminaisons périphériques des nerfs sont « englobées et comprimées par la matière mucoïde, dé- « posée autour d'eux d'une façon telle qu'ils ne reçoi- « vent plus que des impressions amoindries, d'où une acti- « vité des organes centraux beaucoup moindre que quand « les impressions les atteignent dans toute leur force.

« Je crois que cette manière de voir est très probable- « ment exacte, mais elle n'explique pas tous les symp- « tômes. Cette théorie évidemment ne rend pas compte « des hallucinations, des erreurs, des périodes d'excita- « tion maniaque observées dans quelques cas. Il est vrai « comme l'admet le Dr Savage que les illusions ont « été rapportées à la destruction des sensations péri- « phériques ; nous savons que l'aveugle peut avoir des « hallucinations de la vue et le sourd de l'ouïe, mais « dans tous ces cas aussi bien que dans ceux de pa- « ralysie générale avec anesthésie, il y a de fortes pré- « somptions de croire à une lésion centrale.

« C'est pourquoi je pense avec le Dr Savage que les « troubles mentaux résultent d'une lésion cérébrale « primitive, probablement due à un dépôt de tissu mu- « coïde autour des cellules des centres nerveux. Dans « le cas que j'ai étudié, les troubles intellectuels ont « précédé l'apparition du gonflement du tronc et des « membres ainsi que les troubles des organes des sens.

« Dans les cas où l'autopsie a pu être faite (ceux de « M. Ord) le dépôt mucoïde a été trouvé en abondance « dans le cerveau ainsi que dans presque toutes les par- « ties du corps, de sorte que l'on peut supposer avec une « certaine probabilité que c'est là le début de la maladie.

« En même temps, l'espèce de tamponnement des « nerfs est certainement incompatible avec leur fonc- « tionnement normal. Aussi, pensé-je que les phéno- « mènes du myxœdème sont le résultat d'altérations à « la fois centrales et périphériques. »

Nulle part nous n'avons vu consigné ce fait que dans les deux autopsies de M. Ord (ainsi que le dit M. Hammond dans les lignes précédentes) on avait examiné le cerveau et qu'on y avait trouvé un dépôt mucoïde. Sur ce point il est d'ailleurs en désaccord avec M. Thomas Inglis. Pour ce dernier le myxœdème est d'origine primitivement nerveuse. L'affection serait due à des troubles de nutrition des cellules des masses ganglionnaires supérieures retentissant sur les lymphatiques dont l'absorption serait insuffisante. Voici d'ailleurs en quels termes il s'exprime à la suite des observations que nous rapportons : les XIIe et XIIIe.

« Il n'est pas douteux que le système nerveux central « ne soit ici lésé du fait du myxœdème.

« Il paraît donc bien que celui-ci constitue une mala- « die générale et progressive qui le distingue de la sim- « ple sclérodermie.

« L'examen histologique, pratiqué par le Dr Ord, a « montré qu'il s'agissait d'un œdème produit par l'accu- « mulation dans les alvéoles du tissu cellulaire d'un li- « quide contenant une très grande quantité de mucine « et très peu de sérum. La même lésion se retrouve « dans les viscères; les artères cérébrales étaient très « dégénérées et athéromateuses; quant au cerveau lui- « même, il n'a pas été examiné complètement. Dans les « points où on a pu examiner des terminaisons nerveuses « on les a trouvées enveloppées dans une substance « molle et transparente les protégeant et permettant « difficilement aux impressions tactiles, thermiques ou « chimiques d'arriver jusqu'à elles.

« Le Dr Ord n'est pas encore fixé sur la question de « savoir si la substance mucoïde caractéristique est un « néoplasme résultant d'un trouble de nutrition, d'une « sorte de dégénérescence des éléments du cerveau ou « s'il s'agit d'une métamorphose régressive vers un type « inférieur, comme dans le crétinisme. Il est sûr que les « symptômes physiques et intellectuels se rapportent « assez exactement à cette maladie.

« Je considère le myxœdème comme une affection « d'origine primitivement nerveuse et pense que les « changements cutanés et viscéraux sont dus à l'insuf- « fisance de la fonction d'absorption des lymphatiques « par suite des troubles de nutrition des cellules des « masses ganglionnaires supérieures. »

On le voit, plusieurs hypothèses ont été émises pour rendre compte de la symptomatologie complexe de la cachexie pachydermique. La plupart de ces hypothèses sont dans leur ensemble satisfaisantes à priori bien que, en les envisageant dans leurs détails, elles soient presque toutes, par quelque côté, critiquables.

A vrai dire, nous ne voyons pas grand inconvénient à

ce que, d'ores et déjà, on formule sur la maladie des théories provisoires. Mais ce serait prématuré de songer en l'état des choses, à donner une explication définitive des phénomènes observés dans le myxœdème.

Mais si les conceptions hypothétiques qu'on peut émettre sur la nature intime de la maladie sont sujettes à discussion, il est permis de formuler, à propos de certaines particularités de l'histoire étiologique ou symptomatologique du myxœdème, des idées qui rendent simplement compte des faits constatés.

C'est ainsi qu'un des traits frappants dans l'histoire de la cachexie pachydermique, est l'existence possible de la maladie, d'une part chez des enfants idiots (état crétinoïde), d'autre part chez les adultes dont les facultés intellectuelles baissent à mesure que la maladie évolue. M. Charcot, comme nous avons déjà eu l'occasion de le signaler à propos de la symptomatologie, a cherché à rapprocher ces deux ordres de faits par une vue philosophique des plus séduisantes. D'après l'éminent professeur, le crétin myxœdémateux est de tout point comparable à l'adulte atteint de cachexie pachydermique. L'un des premiers effets de la maladie, en effet, c'est d'amener un affaiblissement intellectuel et d'arrêter la libre expansion des facultés cérébrales. Or la cachexie pachydermique apparaît-elle chez un enfant tout jeune encore, à une époque où le cerveau est incomplètement développé, où les facultés ne se sont point encore manifestées, la maladie arrête le développement de l'organe. Entre un adulte et un jeune enfant myxœdémateux il y a, en somme identité dans les effets produits au point de vue nosologique, seulement, tandis que l'adulte, chez lequel les fonctions intellectuelles existaient normales vont en rétrogadant du jour où le myxœdème se développe, l'enfant, lui, de par le fait de la maladie, cesse de progresser cérébralement à partir du moment où il est atteint par la cachexie pachydermique. Le premier, en somme, nous l'avons dit plus haut, devient un dégénéré, le second est un crétin, un idiot.

On a vu, par les détails dans lesquels nous sommes précédemment entré, que diverses dénominations ont été tour à tour employées pour désigner la maladie dont nous venons de tracer la description. William Gull propose de désigner l'affection sous le nom d' « état crétinoïde » et il ajoute « survenant chez les femmes à l'âge adulte. » Le mot « état crétinoïde» exprime assez exactement l'un des aspects de l'affection, mais il a le défaut de ne donner qu'une idée fort incomplète des symptômes qui la constituent. D'autre part, il n'est plus permis de dire: « Etat crétinoïde survenant chez les femmes à l'âge adulte, » puisque lá maladie s'observe chez l'homme et chez l'enfant.

La dénomination de myxœdème proposée par M. Ord a en principe l'indiscutable avantage d'être une dénomination anatomique, mais on a le droit de se demander si, en présence des résultats encore indécis sur bien des points des recherches anatomo-pathologiques, il n'est pas prématuré de se servir d'ores et déjà d'une terminologie qui aurait la prétention d'exprimer la nature de la maladie. Ce que nous connaissons le mieux en somme dans l'histoire de l'affection, c'en est la symptomatologie; il nous semble donc que, provisoirement du moins, il est préférable, si l'on tient à ce que la dénomination n'exprime pas une hypothèse encore à démontrer de recourir à une désignation qui rende d'un mot les traits les plus généraux de l'affection. C'est une loi presque générale en nosographie qu'on applique aux affections une dénomination basée sur la symptomatologie avant de recourir à celles qui, se fondant sur la connaissance des lésions anatomiques expriment la nature de la maladie. Ainsi en a-t-il été fait pour la plupart des maladies spinales, pour l'ataxie locomotrice par exemple, qui n'a été désignée sous le nom de sclérose des cordons postérieurs que longtemps après la description de Duchenne de Boulogne.

En nous inspirant de ces idées, nous croyons devoir, sans exclusivisme cependant, nous rallier à l'expression de cachexie pachydermique proposée par M. le professeur Charcot. Comme l'a dit M. Ballet (1), nous considérons que « l'expression de cachexie pachydermique rend bien compte des traits dominants du tableau clinique et qu'elle en donne une idée, sinon plus exacte, tout au moins plus vivante que la dénomination des auteurs anglais. » Ce sont là les raisons qui nous déterminent à nous en tenir, provisoirement du moins, à cette désignation dont nous avons cru devoir nous servir de préférence à tout autre en tête de ce travail.

---

(1) G. Ballet. — *Progrès médical*, 1880, n° 30, p. 605.

TRAITEMENT

La marche de la cachexie pachydermique est progressive, avons-nous dit ; si le traitement a été impuissant jusqu'à ce jour, à amener la guérison définitive de la maladie, il parait, dans certains cas, l'avoir enrayée temporairement. C'est ainsi que, dans l'observation III, on a signalé une notable amélioration à la suite d'un séjour prolongé dans les climats chauds. Chez le malade qui fait l'objet de l'observation I, on a également noté une rémission très accusée sous l'influence de la diète lactée, rigoureusement observée. Les bains sulfureux, le massage ont été recommandés (1). Enfin, M. Thomas Inglis (2) conseille la gymnastique, les exercices musculaires, comme moyens propres à favoriser la résorption de la matière mucoïde.

---

(1) Charcot. — *Gazette des hôpitaux*, 1881, n° 10.
(2) Thomas Inglis. — *The Lancet*, 25 septembre 1880.

RÉSUMÉ

La cachexie pachydermique a été décrite pour la première fois en Angleterre, en 1873, par sir William Gull, qui se sert pour la caractériser de l'expression : « Etat « crétinoïde survenant chez les femmes à l'âge adulte. »

M. Ord en 1877, se basant sur une autopsie, donne à l'affection le nom de myxœdème.

La maladie est observée en France par M. Charcot et ses élèves, MM. G. Ballet et Thaon, ainsi que par MM. Bourneville et d'Olier. C'est à M. Charcot que l'on doit l'expression de cachexie pachydermique.

L'affection est caractérisée par deux ordres de symptômes.

Symptômes cutanés : Œdéme généralisé, épaississement, rudesse, dureté, sécheresse de la peau. Cet état des téguments imprime au visage et aux extrémités un cachet spécial. Le visage est arrondi, les paupières bouffies, les lèvres épaisses; les extrémités grosses, élargies, déformées, ressemblent à celles des pachydermes.

Symptomes nerveux. C'est un affaiblissement intellectuel progressif, une apathie, une torpeur intellectuelle et physique. Les malades sont lents à répondre; leur parole est embarrassée, ils parlent comme s'ils avaient de la bouillie dans la bouche. De temps en temps on voit se greffer sur cet état de déchéance intellectuelle des phénomènes d'excitation et de dépression, de manie ou de mélancolie. Leurs mouvements sont lents et pénibles à exécuter. On observe souvent un affaiblissement des sens spéciaux.

La température est toujours plus ou moins au-dessous de la normale.

La marche de la maladie paraît être progressive. Sa durée dans les cas suivis jusqu'au bout est de 11 et 12 ans.

Les malades succombent à des complications cardiaques ou rénales avec apparition d'albumine dans l'urine quelque temps avant la mort.

La cachexie pachydermique présente un ensemble de symptômes tellement caractéristiques qu'on ne peut la confondre avec aucune autre maladie; quelques-unes présentent avec elles de très lointaines analogies ; ce sont d'abord les maladies du cœur et des reins; puis, mais de plus loin encore, l'éléphantiasis, l'ichthyose, la sclérodermie. Le diagnostic n'offre vraiment pas de difficultés sérieuses. La cachexie pachydermique est bien une maladie autonome, une entité morbide spéciale qui ne ressemble à aucune autre.

L'anatonomie pathologique repose sur trois autopsies seulement pratiquées en Angleterre; la lésion rencontrée dans ces trois cas a été un œdème généralisé envahissant le tissu conjonctif partout où il se trouve. Cet œdème serait dû à la présence d'une matière mucoïde très riche en mucine.

Les causes de l'affection sont fort obscures. La maladie ne se rencontre pas exclusivement chez les femmes, ainsi que le disaient Gull et Ord.

Quant à la question de nature, elle a donné lieu en Angleterre à plusieurs théories. M. Ord met sur le compte de l'œdème la lenteur physique et intellectuelle. En Angleterre M. Goodhast et en Amérique M. Hammond admettent une lésion cérébrale primitive due à l'envahissement du cerveau par la substance mucoïde. Pour M. Thomas Inglis ce serait un trouble ce nutrition des cellules des masses ganglionnaires supérieures retentissant sur les lymphatiques dont la faculté d'absorption deviendrait insuffisante.

La dénomination de cachexie pachydermique est celle qui nous semble convenir le mieux à la maladie ; elle rend bien compte des grands symptômes qui la constituent sans rien préjuger de sa nature sur laquelle il nous reste encore beaucoup à rechercher.

OBSERVATION I.

Observation de MM. CHARCOT et G. BALLET in *Progrès médical*, juillet 1880, p. 605 et *Revue mensuelle de médecine et de chirurgie*, août 1880.

F..., homme de haute stature, âgé de 57 ans. Le début de sa maladie remonte, dit-il, à 1873, à la suite de chagrins occasionnés par des revers de fortune; il paraît avoir été assez brusque. A cette époque, la face et les extrémités commencèrent à se gonfler; en même temps l'appétit disparut et l'état géneral alla en s'aggravant jusqu'en janvier 1878. Il fut alors examiné pour la première fois par M. Gombault.

Le facies présentait un aspect singulier; les téguments bouffis avaient une apparence de cire; le teint était celui des cachectiques. Ce gonflement de la face s'étendait à tout le corps sous la forme d'un œdème dur surtout aux extrémités. La peau tuméfiée n'était pas dépressible sous le doigt. L'œdème des extrémités était un peu différent de celui de la face; la peau y était épaissie et dure au toucher, ce qui, suivant l'expression de M. Charcot, constituait une véritable pachydermie. Cet état de la peau existait mais à un degré moins prononcé sur le tronc et sur les membres.

L'expression de la face était caractéristique. Les paupières taient bouffies, épaisses, tombantes, recouvrant à moitié les yeux qui avaient perdu leur vivacité. Le matin elles étaient souvent accolées l'une à l'autre. Les lèvres grosses, cyanosées, renversées en dehors laissaient s'écouler la salive en abondance. La vue et l'ouïe s'étaient affaiblies depuis quelque temps. Pas de lésions du fond de l'œil. La parole était empâtée; le malade parlait comme s'il avait eu de la bouillie dans la bouche; la voix était rauque.

L'épiderme était rugueux, se desquamait par lamelles; les ongles cassants; le cuir chevelu était dénudé par larges plaques disséminées.

Cet état de la peau s'accompagnait d'un état général caractérisé par une torpeur excessive, par un sentiment d'affaiblissement musculaire. F... était devenu paresseux ; le moindre mouvement lui coûtait nn effort pénible. Il était fatigué après avoir fait quelques pas. La force musculaire était cependant conservée.

F... éprouvait toujours une sensation de refroidissement.

L'appétit était perdu ; il y avait souvent de l'embarras intestinal. Rien au cœur. Les urines ne contenaient ni sucre, ni albumine.

Depuis 1878 l'état de F... paraît s'être un peu amélioré sous l'influence de la diète lactée. Cependant tous les symptômes précédents subsistent légèrement atténués. Il a repris en partie ses occupations. Il est sujet depuis quelque temps à de fréquents accès d'étouffement.

OBSERVATION II.

Idiotie et crétinisme. — Arrêt de développement. — État œdémateux et rénitent de la peau (cachexie pachydermique) avec tumeurs myxomateuses disséminées. — (Observation de MM. BOURNEVILLE et D'OLIER, — *Progrès médical*, août 1880, p. 709.)

Then. Eugène, 19 ans (surnommé « le Pacha ») placé à plusieurs reprises à Bicêtre, entré le 16 juin 1879 dans le service de M. Bourneville.

Il a l'habitude extérieure d'un enfant de deux ans. Sa taille est de 90 cent., il pèse 20 kilogr.

Antécédents. — Dans ses ascendants, pas de névropathes ; le père et le grand-père paternel sont morts d'apoplexie. — Pas de consanguinité. — Pas de goître.

Un frère mort à 15 mois sans avoir eu de convulsions. Une sœur de 18 ans bien portante, intelligente et bien développée.

Aucun accident pendant la grossesse.

En nourrice, il se trouve placé dans des conditions hygiéniques déplorables. Il se développe cependant normalement jusqu'à 15 mois, époque à laquelle il aurait complètement changé a la suite d'une chute dans un escalier. Depuis cet accident, il marcha moins bien ; la parole ne fit pas de progrès ; il devint gâteux. Les dents poussèrent tard.

Etat actuel 1880 — L'intelligence est complètement obtuse. Tout son vocabulaire se réduit à quelques monosyllabes. La face bouffie est immobile et ne s'anime jamais. La voix est nasillarde.

La tête est volumineuse, irrégulière, en forme de pain de sucre, développée surtout en arrière. Les cheveux sont rares, courts, secs.

Le visage est hideux, et d'une bestialité repoussante. Le front est couvert de rides ; la racine du nez très déprimée. Les paupières épaisses recouvrent à moitié les yeux ; elles sont accolées l'une à l'autre le matin. Les joues sont pendantes. La lèvre inférieure fortement renversée en dehors par une cicatrice d'ancienne brûlure, laisse couler incessamment la salive. Les téguments de la face sont bouffis et présentent une coloration de cire. La peau est glabre, les sourcils à peine marqués. Les dents sont pour la plupart cariées et usées.

Le cou est extrêmement court et très large ; la tête légèrement fléchie sur le thorax. Pas de trace de tumeur thyroïdienne. Le ventre est volumineux ; les membres gros, empâtés.

Au niveau des régions sus-claviculaires, au-dessous des aisselles et en divers points du thorax, on trouve sous la peau des tumeurs molles, tremblotantes, d'apparence myxomateuse.

La peau est fine, infiltrée par de la graisse, assez résistante sous le doigt. Elle est absolument glabre, et est le siège d'une desquamation furfuracée. La transpiration et l'excrétion sébacée paraissent complètement abolies.

La bouffissure est surtout marquée aux jambes et aux pieds qui sont cyanosés. La marche est lourde, possible seulement quand on tient l'enfant par la main ; elle a fait des progrès réels depuis le mois d'octobre. Le malade peut se tenir debout pendant un temps assez long en s'appuyant à un lit. Les organes génitaux n'offrent pas de vice de conformation, mais un arrêt complet de développement.

La température au-devant de la poitrine varie entre 35°,6 et 36°,2. La température rectale, prise pendant 8 jours, reste invariablement le soir à 37°,2.

L'urine est claire et ne contient ni sucre ni albumine.

La sensibilité générale paraît un peu émoussée ; la sensibilité au froid est très marquée. Rien de particulier du côté de la vue et de l'ouïe. Le goût est intact. Les fonctions digestives se fon bien. Pas de vomissements, ni de constipation. Then. est gâteux.

Le sommeil est tranquille ; le malade est toute la journée dans un état d'immobilité et de demi-somnolence.

Observation III.

Observation de M. Thaon (*Revue mensuelle de médecine et de chirurgie*, août 1880, p. 614).

Mme X....., âgée de quarante ans, née dans les îles Ioniennes, est vue pour la première fois en novembre 1878. Elle présente tous les symptômes décrits ; face arrondie, sans expression ; joues d'un rouge vif qui contraste avec la pâleur du teint. Paupières gonflées, dures à la pression. Nez aplati à la racine ; bouche peu mobile, lèvres épaisses, cyanosées, renversées en dehors ; voix nasillarde. Membres énormes, cylindriques. Extrémités gonflées et massives. La peau est dure , sèche, glabre, et se desquame. Rides profondes au front et au cou. Les cheveux, autrefois très noirs, sont décolorés et clairsemés. Démarche lente et pénible ; lenteur excessive. Tout mouvement lui coûte à exécuter ; les actes intellectuels sont lents ; la malade est irascible par moments. En somme, on peut tout obtenir de son cerveau et de ses muscles mais avec une lenteur remarquable. Pas d'anesthésie.

Rien aux poumons, ni au cœur, Urines pâles et abondantes ; densité 1016 ; pas d'albumine. Le foie et la rate ont leurs dimensions normales. Menstruation régulière, un peu abondante. Mme X a eu un enfant il y a vingt ans. Le sang est pâle, ne présente pas d'exagération dans la proportion des globules blancs. Anémie profonde ; bruits de souffle dans les vaisseaux du cou. Digestions pénibles. Picotements à la peau quand la malade se trouve dans un endroit très-chaud. La nuit, rêves affreux ; le jour, colères sans raison.

Elle s'est mariée à 18 ans, a quitté le climat sec et tempéré de son pays pour habiter Londres ; a eu un enfant qu'elle a perdu bientôt. Elle en a éprouvé un grand chagrin à la suite duquel elle est devenue dyspeptique et anémique. De retour en Angleterre, elle est devenue languissante ; elle a été traitée comme hypochondriaque et comme brightique. En 1878, elle consulte M. Charcot qui caractérise sa maladie sous le nom de cachexie pachydermique et l'envoie à Aix-les-Bains. En 1880 auprès deux séjours à Aix et deux hivers à Nice, la malade va beaucoup mieux ; la plupart des symptômes se sont amendés. La figure, les paupières, les lèvres se sont dégonflées en partie ; la peau des extrémités est moins dure, la parole moins lente. La malade fait d'assez longues promenades.

L'observation suivante, qui nous est personnelle, est particulièrement intéressante : d'abord, parce que la malade dont il s'agit présente très nettement les différents symptômes qui se rencontrent dans le cours de la cachexie pachydermique, et ensuite parce que, par un concours heureux de circonstances, comme on va le voir, elle a pu être suivie à différentes phases de son affection et attentivement observée à une époque où la cachexie pachydermique était encore inconnue chez nous. Les hésitations et les embarras qu'on éprouva à ce moment pour faire entrer l'affection dont la malade était atteinte dans l'un des groupes nosologiques connus démontrèrent péremptoirement que la cachexie pachydermique constitue bien une entité morbide spéciale.

Observation IV (Personnelle).

Catherine Mism..., âgée de 48 ans, employée dans une fabrique de camphre, est atteinte de son affection depuis trois années environ.

Antécédents héréditaires. — Le père serait mort d'une hydropisie (?) qui serait survenue à la suite de chagrins provoqués par des pertes d'argent. La mère est morte à l'âge de 52 ans à la suite d'une enflure (?) ; pendant sa maladie, nous dit-on, elle pleurait et riait tour à tour sans motif et présentait évidemment des désordres intellectuels marqués, sur la nature et l'importance desquels il est difficile de se prononcer. Elle a eu deux sœurs bien portantes.

Antécedents personnels. — La malade a eu deux enfants, l'un à l'âge de 20 ans, l'autre à l'âge de 22 ans ; tous les deux sont morts en bas âge de convulsions. La malade dans son enfance a présenté quelques symptômes de scrofule ; elle aurait eu de la gourme, des glandes et des maux d'yeux. Pendant la jeunesse et l'adolescence, la santé a été très bonne. Elle a été réglée à 11 ans et demi ; la menstruation a toujours été régulière.

C'est il y a trois ans environ, qu'à la suite de chagrins occasionnés par des déboires de famille, (disparition d'un enfant que la malade avait élevé) que seraient apparus les premiers symptômes de la maladie actuelle. Les yeux presque subitement se seraient gonflés, puis la malade aurait éprouvé des changements de caractère très marqués. D'après son récit même, elle aurait présenté vers cette époque (1877—1878) des désordres intellectuels rappelant ceux de la *manie*. En effet la malade nous dit qu'elle avait une tendance irrésistible à couper avec des ciseaux tout ce qui lui tombait sous la main, rideaux, linge, draps de lit etc. : « Si je n'avais pas quitté mon habitation, dit-elle, je crois que j'aurais jeté au feu et coupé tout ce qui était chez moi. » Les symptômes allant en s'accentuant, l'enflure augmentant, les forces surtout diminuant d'une façon manifeste, et le travail devenant difficile et même presque impossible, la malade se décida à entrer à l'hôpital. Après deux très courts séjours dans les services de M. M. Brouardel et Peter, elle entra au commencement de 1879 à l'hôpital Lariboisière service de M. le Dr Proust.

A cette époque, l'observation fut attentivement recueillie et nous empruntons les détails des symptômes qu'elle présentait alors et des hypothèses que provoqua la constatation de ces symptômes, à une note que nous publions textuellement, et qui a été recueillie par M. G. Ballet, alors interne de M. Proust :

« *État actuel en mars* 1879. La malade présente un œdème généralisé ; les paupières sont bouffies, les joues tuméfiées ; les extrémités, aussi bien les supérieures que les inférieures, sont, elles aussi, œdémateuses. Cet œdème particulièrement celui des extrémités est un œdème dur, et la pression des doigts ne laisse que très difficilement son empreinte. La malade est affaiblie et plongée dans un état de cachexie assez marqué. Elle est insouciante, cause très peu et à l'air « malheureux. » En présence de cet œdème généralisé, marqué surtout aux extrémités, nous en recherchons attentivement l'origine, soit du côté du cœur, soi du côté des reins.

« 1° Cœur. — Le cœur nous paraît présenter un très léger degré d'hypertrophie, les battements sont d'ailleurs réguliers, d'une force ordinaire, égaux et sans faux-pas. L'auscultation ne révèle aucun bruit de souffle, aucun dédoublement. Les bruits paraissent seulement un peu sourds et profonds.

« 2° Reins. — L'examen attentif des urines ne révèle rien de particulier. Pendant quinze jours quotidiennement, nous trouvons une quantité à peu près normale variant de 3/4 de litre à 1 litre 1/2. Il n'y a pas d'albumine, pas de sucre. La quantité d'urée notée à plusieurs reprises varie dans les limites normales.

« La malade tousse un peu ; elle crache beaucoup. Elle rejette chaque fois des crachats noirs, fétides et remplit environ un crachoir par jour. L'auscultation ne révèle d'ailleurs autre chose qu'un peu d'obscurité de la respiration ; il n'y a point de signes nets de bronchectasie; ni d'autres altérations chroniques du poumon.

« Du côté du système digestif, aucun symptôme important. Plutôt de la constipation que de la diarrhée; on est obligé d'avoir recours fréquemment à des purgatifs.

« En résumé, œdème dur, généralisé; abattement intellectuel profond ; aspect général de dépérissement et de cachexie; absence de symptômes positifs du côté des différents appareils organiques, telle est la symptomatologie que nous présente cette malade. En l'état des choses, il nous est difficile de porter un diagnostic précis et on est obligé de s'en tenir à des hypothèses. Nous ne pouvons pas en effet mettre les symptômes généraux qu'elle a présentés sur le compte d'une affection rénale dont rien ne nous permet de supposer l'existence. D'autre part, il n'existe pas, nous venons de le voir, de symptômes positifs d'une affection cardiaque et ceux qu'on observe du côté des poumons se limitent exclusivement aux crachats fétides dont nous avons parlé. On se demande alors si on ne pourrait pas invoquer un état graisseux du cœur, ou bien si l'état de dépérissement général de la malade ne serait pas sous la dépendance de la bronchite fétide et si l'œdème qu'elle présente ne serait pas un œdème cachectique. Mais ces hypothèses ne rendent évidemment pas compte d'une façon satisfaisante des phénomènes observés et on ne s'y rattache qu'en désespoir de cause, ne trouvant rien qui puisse d'une façon positive expliquer le complexus clinique présenté par la malade. Catherine quitte l'hôpital un mois et demi environ après son entrée dans le même état qu'au début. Elle revient de nouveau dans le service deux mois après pour des pertes utérines survenues sans cause appréciable. L'état général et local est d'ailleurs le même qu'antérieurement et pas plus cette fois que lors de sa première venue dans le service, on ne peut s'arrêter à un diagnostic précis. »

A la fin de 1880, la malade entra dans le service de M. Ball, à l'Hôpital Temporaire. On ne porta pas là de diagnostic positif, mais les récents travaux publiés en France sur la cachexie pachydermique venaient de paraître et on songea, sans s'arrêter toutefois à cette idée, qu'il pourrait bien s'agir dans le cas particulier de la maladie récemment décrite. C'est alors qu'ayant l'intention de traiter dans notre thèse de la cachexie pachydermique, nous fûmes prévenu du passage de cette malade à l'Hôpital Temporaire et de l'hypothèse qui avait été émise à son sujet.

Grâce aux renseignements qui nous furent obligeamment confiés par M. Thibierge, interne du service de M. Ball, nous pûmes aller examiner la malade chez elle avec M. G. Ballet qui reconnut qu'il s'agissait bien là d'un des cas récemment décrits et se rappela immédiatement (ce que vinrent confirmer bien vite les renseignements donnés par la malade) avoir observé celle-ci à l'hôpital Lariboisière dans le service de M. Proust où il avait recueilli la note que nous publions plus haut. Nous avons pu observer attentivement la malade ; à la date du 10 mars, nous constatons ce qui suit :

Etat actuel. — 10 mars 1881. — La face est large et arrondie. La peau est épaisse, rude et sèche ; sur le front elle est creusée de sillons profonds. Sa coloration rouge vif sur les joues, contraste avec la pâleur cireuse des tissus environnants. Les paupières sont boursoufflées, dures, ridées ; elles retombent sur les yeux comme des bourrelets et les ferment à moitié. Les lèvres sont cyanosées ; l'inférieure surtout est rejetée en dehors et cyanosée. Les cheveux et les sourcils sont conservés. La racine du nez est un peu élargie. Les narines ne sont pas épaissies. La langue est d'un volume normal ; la luette et le voile du palais sont gonflés ; la malade en a la sensation et dit en montrant sa gorge : « Tout ça s'épaissit en dedans. » Les dents sont mauvaises, mais ne sont pas tombées.

On observe sur tout le corps un gonflement de la peau. C'est un œdème généralisé, dur, se laissant difficilement déprimer sous le doigt et ne gardant pas l'empreinte des fortes pressions. La peau est partout sèche, épaisse, recouverte de lamelles épidermiques ; elle ne se laisse que difficilement pincer. La dureté et la sécheresse de la peau sont surtout marquées aux extrémités supérieures et inférieures qui sont énormes et présentent la déformation signalée par M. Charcot. Elles sont toujours froides. La transpiration et la sécrétion sébacée sont abolies. La peau est glabre ; les poils des aisselles sont tombés ; ils subsistent au pubis.

Le cou est large et très court ; les téguments y sont très épais et creusés de sillons profonds. On ne sent pas la glande thyroïde qu'il serait d'ailleurs difficile de reconnaître à travers les tissus gonflés. Les creux sus-claviculaires sont remplis d'une matière molle, mais il n'y a pas de tumeurs. La tête est légèrement fléchie.

Les membres sont énormes, cylindriques ; les attaches ont disparu.

Le ventre est très volumineux, il n'y a pas d'ascite.

La malade reste immobile, se meut péniblement ; la démarche est lourde. La station verticale et la marche provoquent des douleurs dans les pieds. Elle est fatiguée et essoufflée au bout de quelques pas. Tous les mouvements se font avec une lenteur excessive ; la malade est apathique et cependant elle a conscience de son état lamentable dont elle s'affecte beaucoup. Elle est toujours triste, indifférente à ce qui se passe autour d'elle. Elle parle très lentement ; elle met un certain temps à répondre aux questions qu'on lui pose, mais ses réponses sont raisonnables ; elle paraît avoir conservé l'intégrité de son intelligence. La mémoire a beaucoup diminué.

La voix est un peu nasillarde ; la parole est lente, traînée, monotone.

La malade se plaint de ne pas dormir la nuit, elle fait souvent des rêves affreux. Elle a toujours froid ; sa température prise différentes fois n'a jamais dépassé 36°,8 dans l'aisselle.

La vue a considérablement baissé, la malade ne peut plus lire. Elle entend assez bien, mais, paraît-il, il y a des moments où elle est presque complètement sourde.

La sensibilité est émoussée ; la malade ressent des fourmillements dans les extrémités. Ses mains lui paraissent mortes. Elle éprouve parfois dans les membres et dans le tronc des douleurs sourdes, erratiques et spontanées.

L'examen des poumons ne montre rien de particulier.

Le cœur est toujours dans le même état; les bruits sont sourds et profonds; les battements sont réguliers et faibles, l'auscultation ne fait entendre aucun bruit pathologique. La malade aurait eu depuis quelque temps des palpitations.

L'appétit est perdu depuis longtemps déjà. Il n'y a pas de vomissements, mais de la diarrhée habituellement. La défécation est pénible probablement à cause de l'œdème rectal. La malade a des hémorrhoïdes.

Trois métrorrhagies très abondantes depuis deux ans en dehors desquelles les règles n'ont pas reparu.

L'urine soumise à plusieurs examens consécutifs, n'a jamais présenté d'albumine, ni de sucre. Elle est excrétée en très petite quantité (un demi-litre au plus par jour). Elle est trouble et peu colorée.

26 mars. La malade est très abattue, très découragée, les symptômes sont les mêmes, mais il s'y est ajouté depuis quelques jours de nouvelles complications gastriques consistant en des vomissements assez fréquents et une recrudescence de la diarrhée à la suite d'une purgation. La langue est humide et blanche; la malade est très incommodée par un mauvais goût qu'elle a dans la bouche; son haleine est fétide. Le gonflement des paupières a augmenté; les yeux sont presque complètement fermés.

1er avril. La malade entre à la Salpêtrière dans le service de M. Charcot.

4 Mai. Le facies est à peu près le même, les pommettes sont rouges; les lèvres pâles, violacées. La malade se plaint de souffrir des pieds. Il y a un peu d'œdème véritable aux jambes. La peau est toujours rude et sèche, mais elle a été plus rugueuse. En somme, il y aurait plutôt une légère amélioration.

10 Mai. La température prise pendant quelques jours de suite n'a pas dépassé 37°,2. Elle oscille entre 36°,6 et 37°,2. Les urines ne contiennent ni sucre ni albumine. La malade se sent un peu mieux. L'état est toujours à peu près le même.

Observation V.

Observation de S. W. Gull (*Revue mensuelle de médecine et de chirurgie*, août 1880).

Mme B..., au moment de la ménopause, devient languissante, en même temps, elle grossit. La figure s'arrondit en pleine lune et prend l'aspect caractéristique précédemment décrit. Joues rouges, teint pâle. paupières bouffies, lèvres cyanosées, etc .Les mains larges et épaisses ressemblent à des bêches (spade like). Les extrémités sont grosses. La voix est nasillarde, la prononciation est empâtée comme si la langue était trop grosse pour la bouche (crétinoïde). Les opérations intellectuelles deviennent lentes, cependant l'intelligence était intacte. Grande áccumulation de graisse dans les tissus sous-cutanés des extrémités, du thorax et du ventre. Rien au cœur. Urines normales. En l'absence de toute maladie viscérale et de crétinisme congénital, S. W. Gull ne peut fournir d'explication sur les causes qui amènent cet état.

Observation VI.

Observation de S. W. Gull (*Archives générales de médecine*, juin 1879. p. 679).

Mme P..., 40 ans, mariée, 5 enfants, observée pour la première fois en 1866, se plaignait de langueur générale. Température normale ; règles très abondautes. Viscères sains. Urines normales. La malade est devenue énorme ; la peau est rosée et douce ; gonflement des paupières ; lèvres épaissies ; langue volumineuse ; voix gutturale ; pieds et mains massifs ; œdème généralisé, solide. Inaptitude à tout travail physique et intellectuel. En 1873, les symptômes deviennent plus accentués.

Observation VII.

Observation de M. Ord (*Revue mensuelle de médecine et de chirurgie*, août 1880).

H. J..., 54 ans, veuve, se présente à la consultation du docteur Ord en 1871. Avait eu deux enfants, tous deux vivants. Pas d'antécédents héréditaires. Menstruation régulière jusqu'à la ménopause qui avait eu lieu il y a dix ans. Début de la maladie remontant à cinq ans. Jusque là, H. J. avait été active, d'une grosseur moyenne.

Quand elle tomba malade, elle avait été très préoccupée de la maladie de son mari qui se termina par la mort. Les symptômes se suivirent dans l'ordre suivant : frissons pendant le travail, quelques hématuries, dit-elle ; puis la main dont elle se servait pour tenir l'aiguille devint « morte. » La tête s'affaiblit ; elle était étourdie par un verre de bière ; affaiblissement musculaire général ; propension continuelle au sommeil. Douleurs et faiblesse dans le dos qui la rendirent notablement voûtée. Parole lente, gonflement de la peau sur tout le corps ; la peau des paupières surtout, devient épaisse, demi-transparente, cireuse, plissée. Les téguments présentent tous les caractères décrits par S. W. Gull. Paupières, joues, nez, lèvres, extrémités offrent les déformations et l'aspect déjà signalés.

La peau était sèche, surtout sur les jambes et sur le tronc, rude au toucher. Poils peu développés, pas de sécrétion sébacée ; sensibilité émoussée; gonflement des tissus du gosier.

La manière de parler était caractéristique ; la voix triste et monotone ; la parole lente et mesurée. Pour parler, elle fermait les lèvres, poussait l'inférieure en avant, exécutait un mouvement de déglutition, faisait une inspiration la bouche ouverte et en même temps expulsait l'air par le nez.

Sauf la vue et le tact qui étaient affaiblis, les sens ne paraissaient pas altérés. La perception était lente et la réponse des muscles à l'incitation était retardée. La malade avait conscience de cet état et en était très affligée. Elle éprouvait souvent des maux de tête ; elle présenta des hallucinations du goût et de l'odorat.

Rien au cœur, un peu de faiblesse seulement.

Respiration calme en dehors des mouvements.

Le foie et la rate ont leurs dimensions normales.

Grande quantité de graisse sous-cutanée surtout au cou, aux creux sus-claviculaires. Le corps thyroïde n'était pas appréciable.

Le sang paraissait normal.

Les urines de faible densité étaient peu abondantes et ne renfermaient pas d'albumine.

En 1875 tous ces symptômes existaient, mais la malade était plus faible.

En 1876 les urines étaient devenues albumineuses et il y avait un véritable œdème aux mains et aux pieds.

En 1877 son état était notablement modifié :

Le teint était jaune pâle ; les vaisseaux des joues toujours rouges étaient dilatés. Il y avait de l'anasarque ; à son apparition les mouvements s'étaient faits plus rapidement. Sécheresse de la peau, mais pour le moindre motif apparaissait une transpiration abondante qui cessait aussitôt. Elle n'avait plus ce sentiment intérieur d'affaiblissement, mais elle était facilement essoufflée.

Le cœur était dilaté. Dédoublement du premier bruit à la pointe ; le second était aussi dédoublé à la base avec renforcement au niveau de l'aorte. Les artères étaient dures, tendues ; la radiale droite était manifestement athéromateuse.

Température : au-dessous des seins 35° ; axillaire 36° 2 ; buccale 37° 1.

L'urine pesait 1004 ; elle était peu abondante, légèrement acide, pâle et claire et contenait un peu d'albumine. Il y avait de la néphrite corticale.

La malade mourut en mars 1877 dans la dyspnée et l'épuisement général.

Dans le mois de janvier, la température axillaire se tint assez basse tombant souvent à 35° et ne dépassant jamais 36° 2. Quatre jours avant la mort, elle s'éleva à 37° 2.

L'autopsie a été pratiquée par le Dr Greenfield. Nous la reportons au chapitre d'anatomie pathologique.

OBSERVATION VIII.

Observation de M. ORD. (*Medico-chirurgical Transactions*, 1878, p. 57).

Femme de 36 ans observée de 1863 à 1870 époque de sa mort. Extrêmement grasse, peau œdématiée ; l'expression de la face est tranquille, la peau transparente et cireuse ; rougeur limitée aux joues. Œdème généralisé à tout le corps : paupières, lèvres, langue. Au premier abord la malade avait l'aspect d'une Brightique. Gonflement de la vulve et du col utérin. Obstacle à la défécation par œdème rectal. Enceinte deux fois en 7 ans ; pas de fausses couches. Hémorrhagies exagérées à la suite des couches. — Peau dure excepté sur la face. — Pas de sueurs.

Pas d'antécédents héréditaires ; pas de syphilis.

De plus 3 sortes de symptômes : 1° lenteur remarquable de pensée et d'action ; 2° articulation distinctement lente ; 3° grande faiblesse musculaire; incapacité de soutenir un effort.

Quelques mois avant la mort, l'urine devient albumineuse, ce fait a été noté dans deux autres cas.

L'autopsie n'a pu être faite.

OBSERVATION IX.

Observation de M. ORD (*Transactions of the clinical Society of London*,, vol. XIII, 1880.

Suzanne M..., âgé de 52 ans, mère de cinq enfants, entre dans le service de M. Ord le 4 février 1879. Elle était fille unique, sa mère mourut d'hydropisie à la suite d'une bronchite intense à laquelle il faut attribuer probablement l'hydropisie.

La malade paraît avoir eu une vie active et laborieuse jusqu'à la naissance de son dernier enfant il y a douze ans. En général elle avait joui d'une bonne santé excepté pendant ses grossesses qui avaient été suivies de gonflement de la face pendant quelques jours. Pas d'excès de boissons, pas de syphilis. Après sa dernière grossesse, sa figure se gonfla comme d'habitude; les pieds commencèrent à enfler, et le ventre (pour se servir de son expression), « ne descendait jamais. » Ses forces déclinèrent, son activité physique et intellectuelle faiblit; ses mouvements devinrent de plus en plus lents et les muscles du cou en particulier devinrent de temps en temps d'une faiblesse remarquable. Malgré tous ses efforts, elle ne pouvait tenir droite sa tête qui retombait en avant; le menton reposant sur la partie la plus basse du cou l'empêchait d'avaler et gênait même parfois la respiration. Le dos était voûté, la démarche chancelante comme celle d'une personne ivre; elle tombait souvent; les genoux lui manquaient. La mémoire était affaiblie et la parole lente et traînée. Elle éprouvait continuellement une sensation de refroidissement.

A son entrée elle avait l'apparence d'une malade atteinte d'anasarque. La figure était gonflée surtout aux paupières; les deux lèvres étaient enflées et les ailes du nez beaucoup épaissies et durcies. Aucune de ces parties ne conservait l'empreinte du doigt. Les joues étaient d'un rouge uniforme limité d'une façon remarquable au bord des orbites. La peau des paupières était bouffie, sillonnée de rides et très pâle. La figure avait une expression tout à fait nonchalante et maussade. Partout la peau était épaissie, d'une transparence spéciale, couverte de lamelles épidermiques. Les mains étaient rudes, dures au toucher « spade like » suivant l'expression de S. W. Gull. Les extrémités étaient généralement froides et bleues. L'abdomen était gros et saillant, les parois étaient relâchées, mais il n'existait aucune tumeur. On sentait à peine le corps thyroïde.

Il y avait un peu d'œdème fluide aux jambes et aux pieds. Quand elle était seule, sa tête retombait sur sa poitrine dans une attitude de crétin, (remarque déjà faite par M. Ord dans un cas). Quand elle essayait de marcher, elle avançait lentement, et le pied une fois posé à terre, elle tremblait de tout son corps. Il fallait la soutenir, elle tombait fréquemment. Il n'y avait pas de vraie paralysie, mais plutôt de l'ataxie.

Sa parole était comme dans les cas déjà rapportés. Elle commençait par étendre lentement la bouche dans le sens horizontal, puis exécutait un mouvement de déglutition, après quoi elle parlait d'une voix nasillarde.

La première fois qu'on la vit, elle était très somnolente. La plupart du temps elle se reposait tranquillement dans son lit; elle s'apercevait lentement qu'on lui adressait la parole. Malgré l'affaiblissement de sa mémoire et la lenteur de ses réponses, ses sensations étaient suffisamment parfaites au milieu du brouillard qui les enveloppait. Les sens particuliers étaient intacts. Le toucher était bien conservé ainsi que la sensibilité aux températures. Elle avait toujours froid et frissonnait toujours. » Elle ne paraissait ressentir aucune espèce de douleur et dormait bien.

Il y avait de la bronchite; tension artérielle et dilatation du cœur.

L'urine était en quantité normale; sa densité 1015; elle contenait une trace d'albumine mais pas de sucre ni aucun autre élément, excepté une assez grande quantité d'épithélium vésical et un peu d'oxalate de chaux.

La température axillaire était de 32°,4.

Deux ou trois jours après son entrée, elle reçut la nouvelle de la mort de l'une de ses filles, malade depuis longtemps et de la mort subite de son mari. Ces chocs furent suivis d'un état plus prononcé de somnolence entremêlée d'hallucinations. De temps à autre, quoique difficilement tirée de son sommeil, elle répondait avec bon sens aux questions qu'on lui adressait. Elle alla ainsi s'affaiblissant graduellement et mourut le quatorzième jour de son entrée.

Toujours ses urines furent abondantes et continrent une trace, mais seulement une trace d'albumine; on n'y trouva jamais de sang ni d'épithelium rénal, ni de calculs.

La température se maintint en général entre 32°,2 et 33°, ne dépassant jamais 34° jusqu'à l'avant-veille de sa mort où elle tomba à 31° et 30°,5 et le jour de sa mort, elle descendit à 26°,3.

L'autopsie a été faite. Voir au chapitre d'anatomie pathologique.

OBSERVATION X.

Observation de M. DYCE DUCKWORTH (*Transactions of the Clinical Society*, 1880, p. 12).

Sarah Manger, 34 ans, mariée depuis dix ans, mère de trois enfants, entre à l'hôpital St-Bartholomé le 5 novembre 1878, se plaignant d'être faible et malade depuis deux ans. Elle remarqua que l'enflure commença par les paupières et le côté droit du visage, puis envahit tout le corps. Sa voix était devenue « épaisse » depuis deux ans. Sa sœur qui l'accompagnait rapporta que son caractère avait changé durant les deux dernières années ; qu'elle était devenue « singulière dans sa manière d'agir, » d'un caractère plus irritable, distraite, oubliant tout, tendant à s'endormir à tout instant. On croyait qu'elle avait des habitudes d'intempérance.

Son visage avait une apparence particulière : blême, cireux, légèrement coloré aux joues. Les paupières étaient bouffies et le regard éteint. L'expression était singulièrement hébétée ; le masque était immobile. La voix était rauque et quelquefois ronflante, l'articulation lente. Ses mains étaient flasques sur le dos et plus enflées dans des moments que dans d'autres. La face est plus gonflée du côté où elle s'appuie toute la nuit. Ses mains étaient paresseuses et semblaient « endormies et mortes » le matin ; elle y ressentait des fourmillements. La sensibilité était intacte ; elle pouvait ramasser des épingles sans difficulté. On trouva un épaississement et une dureté de la peau marquées surtout aux extrémités. M. Duckworth pensa que la malade était atteinte de néphrite chronique. Les urines étaient acides, d'une densité de 1010 et ne reufermaient ni sucre, ni albumine. Le cœur était sain.

La langue était nette, l'appétit bon ; il y avait de la constipation habituelle.

19 novembre. Nouvel examen des urines ; pas d'albumine.

11 décembre. Les urines sont fréquemment examinées ; pas d'albumine. La malade se plaignait de nouveau d'avoir continuellement froid. Elle avait sans cesse les pieds froids et jamais elle n'avait trop chaud, même en été. Elle avait conscience de son changement d'état.

16 avril. Aucun changement remarquable. Le gonflement de la face a diminué. Les mains sont moins engourdies la nuit. La marche est quelquefois chancelante. Le caractère est devenu irritable. On ne peut sentir la glande thyroïde. Il paraît y avoir des tumeurs graisseuses dans les fosses sus-claviculaires, plus volumineuses à gauche qu'à droite.

14 octobre. La figure a la couleur de la cire et est plus bouffie. Les mains sont moins sensibles. La voix est très ronflante et les lèvres moins mobiles. La lenteur a augmenté ; elle parle

moins. Elle ne souffre pas, excepté dans sa tumeur graisseuse de la fosse sus-claviculaire gauche. Pas encore d'albumine.

L'observation s'arrête ici, la malade qui était du dehors ayant cessé de venir à la consultation.

Les trois observations suivantes, traduites par M. d'Olier, nous ont été communiquées par M. le Dr Bourneville. Elles mettent en évidence les troubles nerveux et cérébraux dans le myxœdème. La première est de M. Hammond; des deux autres, qui appartiennent à M. Thomas Inglis, la première offre cette particularité qu'elle a trait à un homme.

Observation XI.

Observation de M. Hammond (*St-Louis Clin. Record*, 1880, juillet, no 4, p. 97).

Madame H. S..., 41 ans, m'a consulté pour la première fois le 22 avril 1880. Je l'ai revue depuis le 29 avril et le 6 mai. Son habitus extérieur est celui d'une personne atteinte d'anasarque cardiaque ou rénal. Les paupières inférieures et les parties de la face situées immédiatement au-dessous étaient turgides; au niveau du front, la peau était rugueuse et épaisse par places; le nez était épais; les lèvres, surtout l'inférieure, proéminentes comme chez une personne qui a reçu un violent coup de poing sur la bouche; la peau, au niveau des os malaires, n'était pas seulement épaissie, mais encore était rouge sur la largeur d'une pièce de cinq francs. Le nez était très gonflé ainsi que les narines. Tous les doigts avaient une forme de massue, mais il n'y avait pas d'incurvation des ongles. Continuant mon exploration, je trouvai les mêmes lésions sur toute la surface du corps; nulle part cependant, on ne pouvait produire de fossette à la pression. Dès qu'on retirait le doigt, les tissus déprimés reprenaient leur place et il ne persistait aucune empreinte. Il s'agissait évidemment d'un cas de myxœdème, et la suite de mes recherches confirma le diagnostic que j'avais porté après ces premières constatations.

La sensibilité générale de la peau était notablement diminuée. C'est ainsi que sur la joue, la sensation isolée des deux pointes de l'esthiomètre était à peine distincte en écartant de 37 millimètres, ce qui est le triple de la distance normale. A l'extrémité des doigts, les deux pointes sont normalement senties à l'écartement de 2 millimètres, il fallait chez notre malade pour qu'elles fussent perçues un écartement de 1 centimètre ; de même pour la peau du tronc et des extrémités inférieures.

Au début, la malade avait souffert de douleurs dans divers points de la tête, mais ces douleurs avaient disparu en dernier lieu et il n'y avait eu aucun trouble analogue de la sensibilité dans les autres parties du corps ; au contraire la sensibilité était diminuée comme l'indiquait l'esthiomètre. Les perceptions se faisaient aux extrémités des doigts comme si, pour employer l'expression de la malade, « ils avaient été exactement recouverts par un dé à coudre », il lui semblait de même que la plante des pieds fût rembourrée ou matelassée quand elle marchait.

Diverses sensations d'engourdissement existaient plus ou moins à la face, à l'extrémité de la langue, aux bras et aux jambes. La force musculaire de la malade paraissait notablement affaiblie. La démarche était hésitante, les pieds n'étaient pas nettement levés de terre, la poignée de main était donnée faiblement; l'articulation des mots était lente et peu distincte. Il existait une notable difficulté de coordination des mouvements dans les membres supérieurs et inférieurs. Bien que la malade pût se tenir debout les yeux fermés, elle marchait d'un pas très mal assuré lorsque ses yeux ne regardaient pas à terre ainsi que cela arrive dans l'ataxie. Il lui était impossible de mettre son doigt sur une partie déterminée de la face lorsqu'elle n'y voyait pas pour se guider et même en y voyant, la direction de ses mains restait difficile et incertaine.

Les autres sens spéciaux dont la finesse, ainsi que je l'ai dit, était notablement affaiblie, étaient plus ou moins modifiés. L'examen ophtalmoscopique prouva l'existence d'une neurorétinite double ; la malade voyait des taches sur les objets qui presque tous lui paraissaient entourés d'un halo.

Par moments elle eut de la diplopie. Les pupilles étaient égales mais très paresseuses.

L'acuité de l'ouïe était diminuée ; à gauche, le bruit d'une montre n'était pas perçu au delà de 50 centimètres ; à droite il avait été entendu à 65 cent. Le diapason placé sur le front était entendu, mais l'acuité du son n'était pas augmentée quand on bouchait l'orifice du conduit auditif, au contraire elle paraissait diminuer. C'est pourquoi je crois que les nerfs auditifs n'étaient pas atteints. Les trompes d'Eustache étaient perméables. A une certaine époque la malade a eu des bourdonnements, mais ils ont disparu. Il n'existait pas de bouchon de cerumen et la caisse paraissait saine.

Le goût et l'odorat étaient notablement émoussés, le dernier était aboli. Le voile du palais avait en grande partie perdu sa sensibilité ; ainsi la malade ne pouvait, ni par le sens du goût, ni par la sensibilité générale, reconnaître une huître et distinguer le poisson du bœuf.

Les phénomènes intellectuels n'étaient pas moins remarquables. Il y avait de fréquentes hallucinations de la vue et de l'ouïe et la malade accusait même « les Français de mettre du vitriol dans son lit et dans ses aliments. »

Le trouble mental était évident ; pour répondre à la question la plus simple, elle regardait fixement son interrogateur pendant une bonne minute avant de parler, ne comprenant pas sans doute son but ou peut-être incertaine de ce qu'elle allait répondre. Elle ne comprenait pas d'ailleurs toujours quelque simple que fût le sujet. Ainsi, il lui fut impossible de me dire combien font 60 et 25 et quand je lui demandai de quoi était fait un livre, elle fixa ses yeux sur moi quelque temps et me dit à la fin : « Oh ! toutes ces choses », je ne pus rien obtenir de plus.

La mémoire était également affaiblie. Elle cherchait avec effort avant de pouvoir dire où elle demeurait et faisait plusieurs erreurs que cependant elle corrigeait elle-même en me donnant les noms de ses enfants. Peut-être la mémoire des mots était-elle légèrement altérée, mais il n'y avait sûrement pas d'aphasie. La malade put sans beaucoup de difficulté me dire les noms des divers objets que je lui montrais, et, il ne parut pas exister d'autre défaut d'articulation que celui dû à la parésie de la langue.

Le sommeil est mauvais ; souvent la malade se réveille effrayée et ne se calme que difficilement. Les hallucinations dont nous avons parlé sont variables. Celles de l'ouïe consistent en voix humaines qui lui disent « comment les Français vont agir « contre elle » ou bien ce sont les voix des Français eux-mêmes qui la persécutent et la menacent. Les hallucinations de la vue sont différentes ; car, chose singulière, elle n'a jamais vu ces Français qu'elle entend. Ces hallucinations consistent ordinairement dans l'apparition d'amis morts depuis longtemps et sont surtout fréquentes l'après-midi et le soir.

Quand j'aurai dit que l'appétit était médiocre ; qu'il y avait de la constipation, un fort excès d'urates dans les urines, que le pouls était lent et faible, que la température axillaire et sublinguale n'a jamais dépassé 35° et que souvent il n'y avait que 34,9, j'aurai terminé l'exposé des symptômes caractéristiques de cette observation.

Observation XII.

Observation de M. Thomas Inglis (*The Lancet*, 25 septembre 1880.)

T. W. Plombier, pas d'excès habituels, bonne santé générale ; dépression mentale à cause de la mauvaise conduite de sa femme. Etait à l'asile pour de la mélancolie avec tendance au suicide lorsqu'on nota les particularités suivantes : pas de prédispositions héréditaires à la folie ni à d'autres névroses ; deux enfants bien portants. Tentative de suicide avec du laudanum.

Trois mois après, il guérit de sa mélancolie, mais on remarqua que son intelligence avait considérablement baissé.

Le premier symptôme qui se montra fut une enflure générale atteignant d'abord les paupières et les mains, puis gagnant insensiblement les extrémités et le tronc. Ce gonflement fut d'abord assez intense à la face pour que la peau des paupières devînt bouffie, plissée, ondulée. La peau de la face était épaisse, la physionomie obtuse, le visage sans expression était celui d'un crétineux. Le nez était camard, les lèvres épaisses, l'inférieure procidente. La langue semblait trop large pour la bouche, mais n'était pas œdémateuse ; néanmoins l'articulation des mots était faible et indistincte. Le langage ressemblait à celui des hémiplégiques et à la prononciation troublée des épileptiques; il était moins modifié le matin. Les mains étaient très élargies, en forme de bêche, et le malade s'en plaignait comme étant raides, froides et engourdies. La pression au-devant des tibias où l'œdème était considérable, ne laissait aucune empreinte des doigts. L'urine ne contenait pas d'albumine P. 1015. Les battements cardiaques étaient lents, mais sains. Surface cutanée très froide au toucher; température axillaire 34°,8. Elle ne monte jamais quand il fait chaud, même par les plus hautes températures. Toute la surface cutanée est sèche et la sensibilité y est altérée notablement comme dans la sclérodermie. Transpirations passagères. Pas de phénomènes réflexes en chatouillant la plante des pieds. Pas d'atrophie musculaire, mais les mains ont peu de force principalement à cause de l'impossibilité où se trouve le malade de les fléchir.

Les muscles des bras et des jambes ne sont pas excitables; seuls les muscles de la face ont un peu répondu à l'excitation électrique, mais en appliquant sur le cuir chevelu du malade un des pôles d'un courant interrompu, on obtient une forte réaction et il dit alors qu'il a des éclairs devant les yeux.

Ce fait de la contractilité électrique dans les muscles des régions où l'œdème est le plus marqué ne peut être attribué à une dégénérescence du tissu nerveux à la périphérie car on sait que l'excitabilité électrique est conservée après les grosses lésions des ganglions centraux comme dans l'hémorrhagie ou le ramollissement, tandis qu'après les lésions des nerfs, dans la sciatique, par exemple, l'excitabilité électrique reste sans réponse. D'autre part, on ne voit pas pourquoi, dans la théorie de la dégénération des nerfs périphériques, il n'y aurait pas d'atrophie musculaire; il est donc plus probable qu'il existe dans le myxœdème un obstacle mécanique à l'excitation des terminaisons nerveuses. L'impuissance et la lenteur des mouvements paraissent bien plutôt dues à l'obstacle apporté par l'interposition du tissu mucoïde qu'à l'altération nerveuse. Le malade avec sa masse œdémateuse, se dandine en marchant à la manière d'un canard. L'appétit est ordinairement médiocre, il peut rester plusieurs jours sans manger et sans avoir faim. Lorsqu'il mange, l trouve aux aliments un goût désagréable. Pas de constipation; l est devenu un peu sourd; le goût et l'odorat se maintiennent bons; il a une extrême propension au sommeil, il dort énormément.

Comme état mental, grand affaiblissement intellectuel ; la mémoire des évènements récents est très diminuée. Pour l'esprit comme pour le corps, la période d'activité est passée, et tous les actes de son existence s'accomplissent en dehors de son attention, par pur automatisme.

Observation XIII.

Observation de M. Thomas Inglis (*The Lancet*. 25 septembre 1880).

Femme de 38 ans, présentant un excellent état général, et mère de huit enfants. Elle appartient à une famille de névropathes ; prédispositions héréditaires à la folie et aux autres névroses. Mère morte d'apoplexie ; une sœur a été traitée dans un asile pour de la manie puerpérale.

La maladie a commencé il y a cinq ans, en même temps qu'un accès de mélancolie, et s'est caractérisée au début par des perversions de la sensibilité spéciale. Elle prétendait que tout sentait la poudre à canon. Les symptômes physiques sont les mêmes que chez le malade précédemment observé, mais à un degré moins accusé. Les troubles de l'intelligence sont maintenant profonds et permanents ; il y a trois ans, la mélancolie fut suivie d'un accès de manie, et la malade fut envoyée dans un asile. Elle présentait alors un délire très mobile ; elle était reine, et disait qu'elle allait envoyer son escorte en avant, au château d'Edimbourg, pour la recevoir au fort de Seith. La vue est bonne, mais le toucher et l'odorat sont altérés. Elle prétend que sa nourriture a une odeur de tabac et un goût de poison. Son caractère est naturellement doux, mais elle est maintenant irritable, insolente sans motif ; sa conversation est niaise et puérile, et, fréquemment, elle se tient à elle-même des propos incohérents. La faculté d'attention a disparu ; le jugement est faussé, mais la mémoire est encore passable. Cette malade conserve son affection pour ses enfants.

Cette observation est suivie de réflexions que nous plaçons dans le chapitre qui a trait à la nature de la maladie.

OBSERVATION XIV.

Observation du docteur LLOYD (*The Lancet*, 1881, p. 138).

Femme de 40 ans, dont la mère était rhumatisante. Elle a toujours été bien réglée. Il y a cinq ans, elle éprouva une forte douleur dans les deux jambes, et alors ses mouvements devinrent lents. Elle souffrit aussi de douleurs dans la tête et sa face se gonfla. Il y a trois ans, elle commença à se plaindre de faiblesse dans le cou qui était douloureux. Sa voix devint plus rude; sa mémoire s'affaiblit; la malade devint apathique. Il paraissait y avoir une enflure générale du corps et surtout gonflement des paupières. La peau était sèche et dure, ne transpirant jamais; elle avait la transparence de l'œdème. Elle présenta l'aspect caractéristique de la maladie : traits grossièrement enflés, joues congestionnées, contrastant avec le reste de la face qui était pâle. La voix est épaisse et nasillarde. Faiblesse intellectuelle aux périodes menstruelles, et hallucinations. L'urine a contenu de l'albumine, mais en est dépourvue maintenant. Sa densité est de 1022.

INDEX BIBLIOGRAPHIQUE

G. BALLET. *Progrès médical*, 1880, n° 30.

BOURNEVILLE et d'OLIER. — *Progrès médical*, 1880, n° 35

CHARCOT. — *Gazette des hôpitaux*, n° 10, 1881.

CLARK.— *The Lancet*, 1881, p. 138.

DUCKWORTH. — *Transactions of the Clinical Society of London*, 1880, p. 12.

GOODHART. — *Médical Times and Gazette*, 1er mai 1880.

W. GULL. — *Transactions of the Clinical Society of London*, Vol. VII, p. 180.

HADDEN. — *Progrès médical*, 1880, nos 30 et 31.

HAMMOND. — *Saint-Louis Clin. Record*, 1880, juillet, n° 4, p. 9.

Thomas INGLIS. — *The Lancet*, 1880, 25 Septembre.

LLOYD. — *The Lancet*, 1881, p. 138.

MERKLEN. — *Gazette hebdomadaire*, 13 mai 1881.

OLIVE. — *Archives générales de médecine*, juin 1879, p. 677.

ORD. — *Medico-chirurgical transactions*, 23 octobre 1877, T. 61, p. 57.

Transactions of the Clinical Society of London, 10 octobre 1879, T. 15, p. 15.

British medical journal, 9 avril 1878, T. I., p. 626.

SAVAGE. — *Journal of Mental Science*, janv. 1880.

THAON. — *Revue mensuelle de médecine et de chirurgie*, août 1880, p. 614.

Gazette des hôpitaux, n° 10, 1881.

Paris médical, 23 décembre 1880, n° 82.

BIBLIOTHÈQUE NATIONALE R.F. IMPRIMÉS

TABLE DES MATIÈRES

BIBLIOTHÈQUE NATIONALE R.F. IMPRIMÉS

PARIS - IMP. V. GOUPY ET JOURDAN, RUE DE RENNES, 71.

PHOTOGRAPHIES [1]

LÉGENDES.

I. Then. 22 ans (Obs. II, p. 50). Malade du service de M. Bourneville qui a bien voulu nous autoriser à joindre cette photographie à notre travail.

II. Catherine Mism., 48 ans (Obs. IV, personnelle, p. 53). Entrée le 1er avril 1881, dans le service de M. Charcot.

---

(1) Nous remercions M. Loreau, modeleur du Musée anatomo-pathologique des hospices de la Salpêtrière et de Bicêtre, à l'obligeance duquel nous devons les clichés des épreuves ci-jointes.

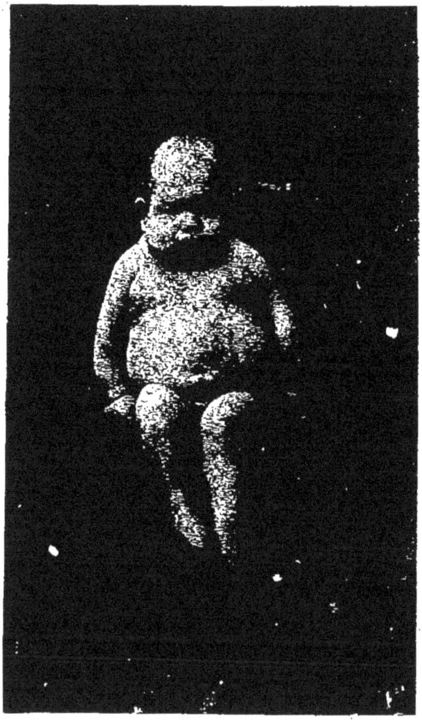

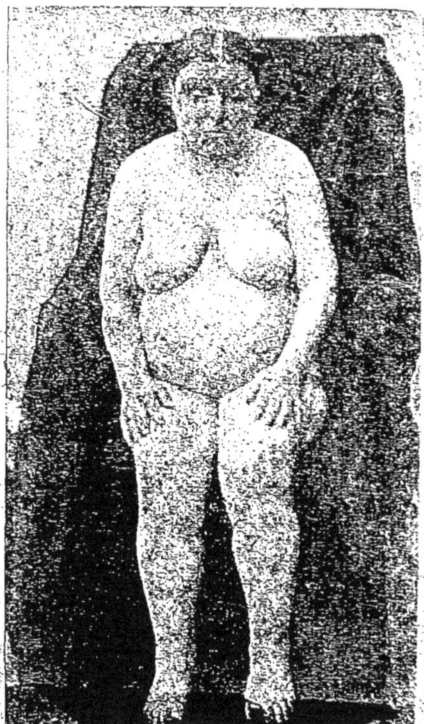

www.ingramcontent.com/pod-product-compliance
Ingram Content Group UK Ltd.
Pitfield, Milton Keynes, MK11 3LW, UK
UKHW021111290826
14628UKWH00014B/1574

9 782014 103205